인체해부학 워크북

임 유 성 · 著

에듀컨텐츠·휴피아
CH Educontents·Huepia

머리말

과학과 의학의 발달, 생활양식의 변화와 함께 인간의 수명이 늘어나고 있고 건강에 대한 관심 또한 점점 높아져가고 있다. 그와 더불어 생활 속에서 의료보건에 대한 수요 또한 늘어나고 있다. 건강한 신체에 대한 관심과 건강을 유지하기 위한 노력은 보건의료인뿐만 아니라 대다수 사람들의 중요한 관심사로 자리잡고 있다고 할 수 있다. 보건의료계열 종사자에게 인체의 구조와 기능을 학습하는 것은 보건의료인으로 활동하기 위한 가장 기본적이면서도 중요한 사항이다. 인체구조와 기능에 대한 이해를 바탕으로 생명현상을 다루는 생리학, 질병을 다루는 병리학 등을 학습함으로써 인체에 대한 이해가 깊어질 수 있을 것이다.

해부학은 보건의료분야에서 꼭 습득해야 할 기본교과이나 짧은 기간 동안 많은 분량을 학습해야 하고 대부분 해부학과 생리학을 함께 다루는 해부생리학으로 진행되는 경우가 많아 충분한 학습에 대한 아쉬움이 있다.

인체의 구조에 대한 이해를 높이고자 계통별 요점정리와 그림을 통한 문제풀이로 반복학습 할 수 있도록 워크북을 구성하였다. 모쪼록 해부학에 대해 가벼운 접근을 통해 인체의 구조에 대한 이해가 높아지기를 바란다.

2021. 1.
저 자 씀

차 례

제1장 서론 ▶ 3

제2장 인체의 구성 ▶ 7

제3장 골격계통 ▶ 25

제4장 근육계통 ▶ 63

제5장 감각계통 ▶ 75

제6장 신경계통 ▶ 87

제7장 순환계통 ▶ 101

제8장 림프계통 ▶ 111

제9장 소화계통 ▶ 119

제10장 호흡계통 ▶ 131

제11장 비뇨계통 ▶ 141

제12장 생식계통 ▶ 151

제13장 내분비계통 ▶ 165

제14장 외피계통 ▶ 181

참고문헌 ▶ 193

인체해부학 워크북

임 유 성 · 著

제1장 서 론

1. 해부학
2. 생리학
3. 해부생리학
4. 인체 체위와 구분

1. 해부학

- 그리스어의 'ana(부분, 따로)'와 'tomy(자르다, 절개하다)'를 합하여 만들어진 용어로 인체를 조각조각 자르고 그 잘린 작은 부분들의 구조를 연구하는 학문을 의미
- 해부학은 크게 현미경과 같은 확대보조기구를 이용하여 국소적으로 형태를 검사하고 관찰할 수 있는 구조에 대해 연구하는 현미해부학과 보조기구 없이 육안으로 관찰할 수 있는 구조에 대해 연구하는 분야인 육안해부학으로 구분
- 조직학, 세포학은 현미해부학에 속함
- 해부학은 일반적으로 인체를 계통(system)으로 나누어 연구하므로 계통해부학을 의미

2. 생리학

- 생리학은 'physio(특성, 자연)'와 'logy(연구, 학문)'를 합하여 만들어진 용어
- 어원으로는 자연의 성질이나 그 기능을 연구한다는 의미를 지님
- 인체와 관련하여 생리학이라 함은 인체 내에서 일어나는 작용 및 기능을 연구하는 학문을 의미
- 생리학의 분야로는 인체생리학, 동물생리학, 식물생리학, 세포생리학, 바이러스생리학, 신경생리학 등이 있음

3. 해부생리학

- 생물학의 한 분야로서 인체의 구조와 기능을 종합적으로 연구하는 학문
- '해부학Anatomy'과 '생리학Physiology'를 합하여 만들어진 용어

4. 인체의 체위와 구분

- 해부학적 자세
  똑바로 서서 좌우 팔을 몸통 양쪽에 붙이고 손바닥을 앞쪽으로 향한 상태

□ 인체 단면
- 수평면
  인체를 지면과 평행하게 자른 면
- 시상면
  인체를 세로 방향으로 좌우 양쪽을 나누듯이 자른 면

- 정중면
  인체를 좌우 절반으로 나눈 면
- 이마면(전두면)
  인체를 앞쪽(복부쪽)과 뒤쪽(등쪽)으로 나눈 면

□ **인체 위치**
- 위(상)
  머리에 가까운 방향 또는 위치
- 아래(하)
  다리에 가까운 방향 또는 위치
- 앞(전)
  인체의 앞면. 배(복부)쪽
- 뒤(후)
  인체의 뒷면. 앞면의 반대. 등쪽
- 안측(내측)
  정중앙에 더 가까운 위치. 팔에서는 자뼈(척골)가 있는 새끼손가락 쪽, 다리에서는 정강뼈(경골)가 있는 발의 엄지발가락 쪽
- 가쪽(외측)
  정중에서 더 멀리 떨어진 위치. 팔에서는 노뼈(요골)가 있는 쪽, 다리에서는 종아리뼈(비골)가 있는 쪽
- 몸쪽(근위)
  팔다리에서 신체중심에 더 가까운 위치
- 먼쪽(원위)
  팔다리에서 신체중심보다 더 먼 위치
- 손바닥쪽(장측)
  손바닥이 있는 쪽. 손등은 등쪽(배측)
- 발바닥쪽(저측)
  발바닥이 있는 쪽. 발등은 등쪽

□ **인체의 구분**
- 머리(두부)
- 목(경부)
- 가슴(흉부)
- 배(복부)
- 팔(상지)
- 다리(하지)
- 얼굴(안면): 머리 앞면
- 등(배부): 가슴과 배의 뒷면
- 샅(회음): 몸통 아래 끝·좌우 다리 사이

□ 인체의 공간
- 머리안(두개강)
- 큰구멍(대후두공)
- 척주관
- 가슴안(흉강): 가슴막안(흉막강), 심장막공간(심막강)
- 배안(복강)
- 골반안(골반강)

□ 배부위
- 오른갈비밑부위(우하늑부)
- 명치부위(심와부)
- 왼갈비밑부위(좌하늑부)
- 오른옆구리(우측복부)
- 배꼽부위(제부)
- 왼옆구리(좌측복부)
- 돌막창자부위(회맹부)
- 아랫배(하복부)
- 왼엉덩부위(좌장골부)

제2장 인체의 구성

1. 세포
2. 세포의 증식
3. 조직
※ 연습문제

1. 세포

- 세포는 동물체, 식물체를 이루는 가장 작은 단위
- 화학물질들과 작은 기관들로 형성된 단위이며 영양분을 얻고 에너지를 만들어 스스로 합성, 생장, 증식
- 세포는 핵막이 없어 세포질 속에 여러 원시적인 소기관들이 퍼져있는 원핵세포와 원핵세포보다 복잡하고 막으로 둘러싸인 세포소기관들이 특정한 기능을 하는 진핵세포로 구분
- 대부분의 인체 세포는 소기관, 세포질, 세포막을 지님

□ 핵(nucleus)
- 세포질 중심부근에 다양한 형태를 하고 있음
- 하나의 세포에 한 개씩 존재
- 핵은 핵막으로 둘러싸여 있고 세포의 기능조절, 통합, 세포 증식을 주관
- 핵 속에 섬유성 물질로 구성되어 진하게 염색되는 부분인 핵소체는 핵산 합성에 관여
- 세포의 성장, 재생, 증식에 관여
- 핵막은 인지질의 이중층 구조
- 핵 내외로 물질이 이동할 수 있는 물질수송통로인 핵공을 가지고 있음

□ 핵막
- 세포질과 핵을 분리시키는 경계면
- 이중단위막
- 핵구멍이 있어 세포질과 물질 교환

□ 핵질
- 염색사와 핵의 핵소체 주위 공간을 채우는 반액체성 물질

□ 염색질
- DNA와 염기성 단백질인 히스톤으로 굿어되어 있음
- 유사분열시 염색체로 되었다가 분열이 끝나면 다시 염색질로 되돌아감

□ 세포막(cell membrane)
- 세포막은 세포외액과 세포를 분리시키는 경계면으로 인지질의 이중층으로 구성되어 있음
- 인지질이중층에 단백질이 부착되거나 박혀있는 구조
- 인지질 분자의 극성 머리는 친수성으로 바깥쪽에, 극성 꼬리는 소수성으로 안쪽으로 배열되어 있음
- 지질과 단백질로 구성되어 있는 인지질 이중층은 크기가 크고 극성을 띠는 분자들은 잘 통과시키지 못하는 반면 작고 극성을 띠는 분자들을 확산을 통해 통과시킴

- 세포막을 통해 물질의 이동이 일어나는데 세포막은 선택적 투과성을 가지며 물질의 크기나 극성, 전하 등이 투과성에 영향을 미침
- 세포는 세포막이라는 반투막을 통해 물과 NaCl을 주고받음

☐ 세포질
- 젤(gel)같은 물실
- 물, 전해질, 영양소로 구성

☐ 리보솜(ribosome)
- 세포내 가장 작은 소기관
- 단백질을 합성하는 장소
- 리보솜은 핵소체에서 합성되고 리보솜의 주성분은 단백질과 RNA

☐ 미토콘드리아(Mitochondria)
- 미토콘드리아(사립체)는 작은 콩 모양의 긴 타원형 기관
- 이중막으로 싸여 있음. 바깥쪽을 싸고 있는 바깥막은 밋밋한 구조. 속막은 안쪽으로 크리스타(crista) 형태(사립체능선 형태)로 접혀 있음
- 세포 호흡에 관여하는 여러 가지 효소가 들어 있고,
- 고에너지 물질인 ATP를 합성하여 세포 활동에 필요한 에너지를 제공

☐ 세포질세망(endoplasmic reticulum)
- 세포질에 접혀진 막을 형성하고 있음
- 세포질세망은 표면에 리보솜이 붙어있는 과립세포질세망과 리보솜이 붙어있진 않은 무과립세포질세망으로 구분됨
- 과립세포질세망은 리보솜에서 합성된 단백질을 골지체로 보냄
- 무과립세포질세망에서는 지질과 탄수화물을 합성하고 수송

☐ 골지체(golgi complex)
- 막으로 싸인 납작한 주머니를 여러 층으로 쌓아 놓은 주머니 모양
- 시스면과 트랜스면이 존재
- 리보솜에서 받는 단백질을 가공하여 저장하고 세포 밖으로 내보냄

☐ 용해소체(lysosome)
- 작은 공모양의 소기관
- 골지체에서 만들어지며,
- 강력한 가수분해 효소를 가지고 있어서 세포내로 들어온 외부 물질이나 세포내의 노폐물, 세포 사이에 있는 잔해를 분해하는 세포내 소화 담당기관

☐ 중심소체
- 핵 가까이에 2개가 근접하여 위치

□ 세포뼈대(cytoskeleton)
- 세포뼈대는 세포질내에 가는 섬유들이 그물형태를 이뤄 입체적인 망을 형성
- 세포내부에서 뼈대 역할
- 세포와 세포 내부로 신호를 전달해 주고 세포내 구조물 수송 경로로 이용됨

2. 세포의 증식

- 세포는 분열을 통해 증식
- 세포분열에는 유사분열과 무사분열이 존재
- 유사분열에는 체세포분열과 생식세포가 형성되는 과정에서 발생하는 감수분열이 있음

□ 유사분열
- 세포분열과정에서 섬유성 구조물이 나타남
- 사이기: 세포분열사이의 시기
- 전기: 핵의 내부에 염색체가 형성됨. 핵막과 핵소체는 소실되며 중심소체가 둘로 나뉘어져 극으로 이동하고 방추섬유가 나타남
- 중기: 염색체가 적도면에 배열됨
- 후기: 염색체가 서로 분리되어 극에 있는 중심소체를 향해 이동
- 말기: 염색체가 다시 염색질로 되돌아감. 핵막과 핵소체 출현. 방추섬유는 소실됨. 세포가 둘로 나뉘어져 두 개의 딸세포가 됨

□ 감수분열
- 생식세포 생성 시 염색체 수가 반으로 줄어드는 분열과정
- 1번의 DNA 합성에 대해 세포분열은 2번 일어나 염색체 수가 반감됨
- 감수분열 시 사람의 경우 23쌍(46개)의 염색체가 23개로 반감됨

□ 무사분열
- 염색체나 방추섬유가 형성되지 않음
- 핵과 세포체가 길게 늘어났다가 그 중간이 잘록하게 된 후 두 개의 세포로 갈라짐
- 직접분열. 주로 하등동물에서 흔히 발생하는 단순한 세포분열 형식

3. 조직

- 인체에는 각기 다른 기능을 하는 다양한 세포들이 있는데 모양과 기능이 같은 세포들이 모여서 일정한 기능을 수행하는 집단을 조직이라 함
- 인체의 기본 조직: 상피조직, 결합조직, 근육조직, 신경조직

□ 상피조직
- 인체의 체표면과 내벽을 덮고 있음
- 상피조직은 존재부위에 따라서 보호와 방어, 흡수, 분비와 배설, 감작작용의 기능을 함
- 피부의 표피를 이루는 상피조직은 보호와 방어, 장의 상피는 영양분의 흡수와 배설의 기능
- 상피조직은 창자의 상피를 제외하고는 혈관이나 신경이 없음
- 상피조직은 세포의 모양과 배열에 따라 몇 가지고 나뉘는데 상피조직의 세포는 조직의 기능에 맞게 필요한 모양으로 배열됨
- 모양에 따라 편평상피, 입방상피, 원주상피, 이행상피로 나누고,
- 배열에 따라 단층편평상피, 중층편평상피, 단층입방상피, 중층입방상피, 단층원주상피, 중층원주상피로 나뉨
- 단층편평상피는 흉막, 복막, 사구체낭 등을 형성
- 중층편평상피는 피부, 구강, 식도 등을 형성
- 단층입방상피는 외분비샘, 갑상샘소포에 분포
- 중층입방상피는 땀샘, 기름샘에서 찾아볼 수 있음
- 단층원주상피는 기관지, 자궁내막에서 중층원주상피는 항문의 점막일부에서 볼 수 있음
- 이행상피는 늘어나면서 모양이 변하는 성질이 있고 신우, 요도, 요관, 방광에 분포
- 상피조직은 기능에 따라서는 보호상피, 분비상피, 호흡상피, 흡수상피, 감각상피, 종자상피로 분류됨

□ 결합조직
- 인체내 각 조직 사이나 기관 사이를 채워 구조물의 구조를 유지하고 지지하는 역할
- 인체 전반에 걸쳐 광범위하게 분포되어 있음
- 조직사이나 기관 사이를 채우는 섬유성분, 세포성분과 바탕질은 고유결합조직
- 구조물을 유지하고 지지하는 연골, 뼈는 버팀결합조직
- 혈액과 림프는 액상결합조직
- 결합조직을 뼈, 연골, 치밀결합조직, 성긴결합조직, 혈액 등으로도 나누는데 이는 기질속 섬유의 양과 유형에 따른 것

▷ 고유결합조직
- 고유결합조직의 섬유성분에는 아교질로 구성된 질긴 섬유인 아교섬유, 탄력소로 구성된 탄력섬유, 아교질로 구성되었으나 아교섬유에 비해 가는 그물섬유가 있음
- 아교섬유는 뼈, 힘줄, 인대, 피부에 많이 분포
- 탄력성이 높은 탄력섬유는 탄력인대, 동맥 등에 많이 존재
- 그물섬유는 골수, 지라, 림프절 등의 뼈대에 많이 분포
- 고유결합조직의 세포성분으로는 섬유성분을 만드는 섬유모세포, 포식작용을 하는 큰 포식세포, 에너지를 저장하고 열을 생산하는 지방세포, 항체를 만들어내는 형질세포, 그 외에 비만세포가 있음

▷ 버팀결합조직
- 버팀조직의 뼈는 뼈세포와 뼈바탕질, 연골은 연골세포와 연골바탕질로 구성

- 연골은 연골바탕질의 유형에 따라 미세한 아교섬유가 존재하는 유리연골, 탄력섬유가 많은 탄력연골, 굵은 아교섬유가 많이 존재하는 섬유연골로 나뉨
- 뼈조직은 인체 내에서 가장 단단한 조직으로 혈구세포를 만들어내는 골수를 포함하고 있으며 인체의 뼈대를 형성

▷ 액상결합조직
- 액상결합조직에는 혈액과 림프가 속함
- 혈액은 혈장과 혈구세포로 구성된 결합조직
- 림프는 조직사이질액이 림프관 속으로 흡수되어 형성된 것으로 혈액처럼 액체성 기질 속에 림프구, 대식세포 등의 세포성분이 포함되어 있음

□ 근육조직
- 근육조직은 근육세포로 구성되어 있음
- 근육에는 전신의 관절운동에 관여하는 뼈대근육, 심장에서만 볼 수 있는 심장근육, 내장에서 보여지는 민무늬근육이 있음
- 뼈대근육은 골격근, 민무늬근육은 내장근이라고도 함
- 뼈대근육은 운동신경이 지배하는 수의근육이고 근육에 가로무늬가 있어 가로무늬근이라 함
- 심장근육은 가로무늬가 있으나 운동신경의 지배를 받지 않는 불수의근
- 민무늬근육에는 가로무늬가 없고 자율신경의 지배를 받는 불수의근

□ 신경조직
- 신경조직에는 신경세포와 신경아교세포가 있음
- 신경세포(신경원, neuron)는 신경자극을 전도, 신경아교세포는 신경세포를 보조하고 지지
- 신경세포는 한 개의 세포체와 세포질돌기로 구성됨
- 세포질돌기는 가지돌기와 축삭돌기로 구성됨
- 신경세포는 신체의 한 부위에서 발생한 자극을 받아 다른 부위로 전달해 주는데 가지돌기는 자극을 받아들이고 축삭돌기는 다른 세포체로 정보를 전달함
- 정보를 다른 세포체로 전달할 때 신경세포의 축삭돌기는 다른 신경세포의 가지돌기 또는 세포체와 연결되는데 이 부위를 연접(시냅스, synapse)이라 함

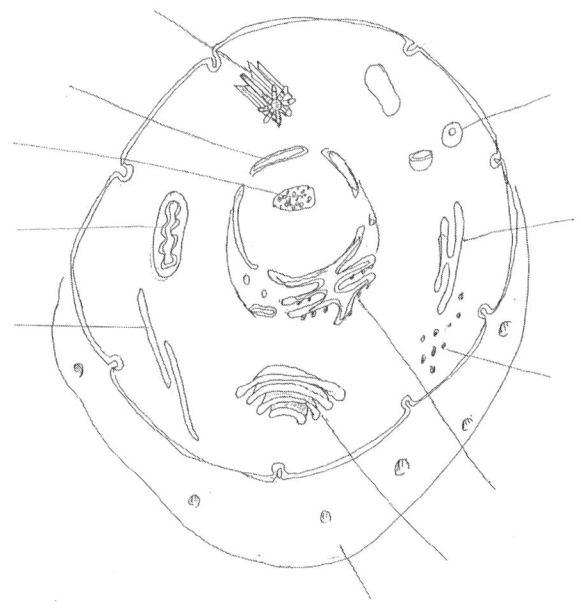

<세포구조>

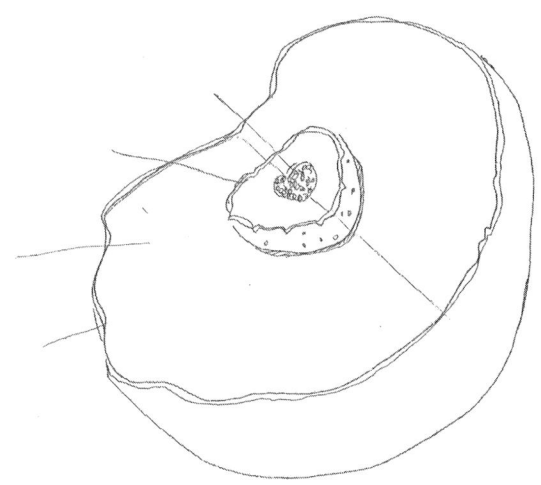

< 세포막, 핵 >

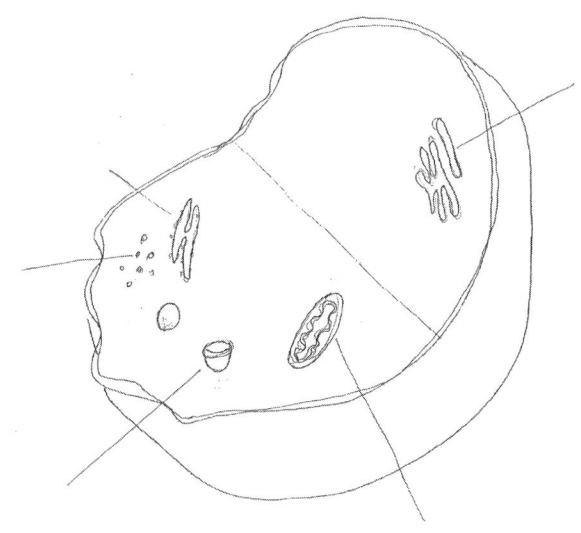

< 세포소기관 >

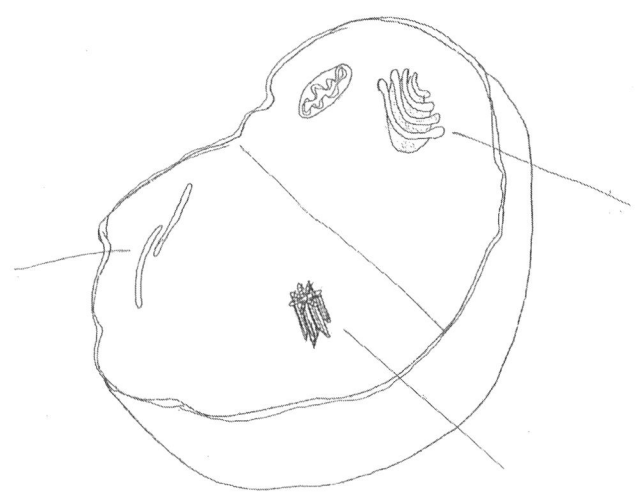

< 세포소기관 >

세포밖

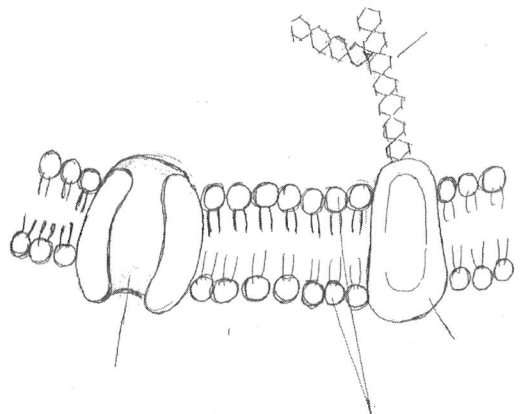

세포안

< 세포막 구조 >

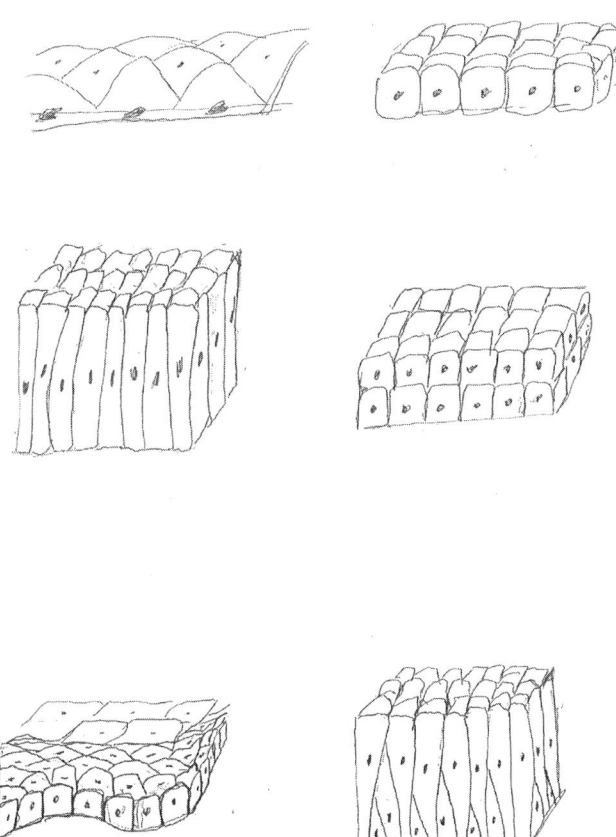

< 상피조직의 종류 >

제3장. 골격계통

1. 개요
2. 뼈의 기능
3. 뼈의 구조
4. 뼈의 성분
5. 뼈의 발생과 성장
6. 체간골격
7. 사지골격
8. 관절

1. 개요

- 몇 개의 뼈가 모여서 하나의 기능을 수행하는 형태가 되면 이를 골격(뼈대, skeleton)이라 함
- 성인의 뼈대는 총 206개의 뼈로 구성되어 있고 체중의 14% 정도를 차지
- 뼈, 관절, 인대, 연골 등이 골격계통을 구성함
- 골격은 근육과 함께 몸을 지지해주고 몸에서 움직임을 만들어내고 이 움직임은 관절 부위에서 만들어짐
- 관절부위에는 뼈와 뼈를 연결해주는 인대와 근육과 뼈를 연결해주는 힘줄이 2개 이상의 뼈, 근육과 함께 작용하여 움직임을 만들어 냄
- 인체에 있는 뼈들은 서로 연결되어 하나의 계통을 이루고 있어 뼈대계통(골격계통, skeletal system)이라 함
- 인체의 뼈대는 크게 체간골격(몸통뼈대)과 사지골격(팔다리뼈대)로 나뉨

2. 뼈의 기능

- 인체에 있는 뼈는 그 모양에 따라, 발생학적으로 또는 존재하는 체부위별로 분류할 수 있음

□ 인체의 뼈를 모양에 따라 분류하면
- 장골(long bone)
- 단골(short bone)
- 편평골(flat bone)
- 불규칙골(irregular bone)
- 함기골(air bone)
- 종자골(sesamoid bone)

□ 인체의 뼈를 발생학적으로 분류하면
- 막내화골(막성 뼈 생성)
- 연골내화골(연골성 뼈 생성)

□ 인체의 뼈를 체부위별로 분류하면
- 체간골격(axial skeleton)
- 체지골격(aappendicular skeleton)

- 인체의 뼈는 체중과 주변의 조직을 지지하고 신체의 모양과 형태를 유지해줌
- 내부의 틀을 만들어서 장기를 고정시키고, 대퇴골은 체중을 지탱하며 몸통을 지지해줌
- 인체의 뼈는 외부의 충격으로부터 인체 장기를 보호

- 흉골과 늑골로 형성된 흉곽은 심장과 폐를 보호하고 골반은 장기, 비뇨생식기를 보호하고 두개골은 두개골 안의 뇌와 안구 등을 보호
- 뼈에 부착된 근육은 수축과 이완을 통해 뼈를 지렛대로 활용하여 신체의 움직임을 만들어냄
- 장골 속에는 골수공간(골수강, medullary cavity)이 있고 이 골수강에 있는 적골수는 적혈구, 백혈구, 혈소판 같은 혈구 세포를 생산하는 조혈기능이 있음
- 뼈에는 신경계통의 정보전달과 근육의 수축이완, 혈액의 응고에 중요한 역할을 하는 무기질, 칼슘, 인 등의 성분이 저장되어 있음
- 뼈 중에는 뼈 속에 빈 공간이 있어 공기를 저장하여 무게를 가볍게 하고 소리를 공명시키는 기능을 하는 뼈도 있음

3. 뼈의 구조

- 장골(긴뼈)은 골단(뼈끝), 골간(뼈몸통), 골막(뼈막)으로 구성되어 있음
- 장골의 양쪽 끝을 골단, 중앙부위를 골간, 뼈를 감싸는 섬유성 결합조직을 골막이라 함
- 장골의 양쪽 골단은 관절연골로 표면이 덮여있어 관절면의 마찰을 줄여주는 역할. 골간은 속이 비어있는 공간이 있는 데 여기에 골수가 존재하고 이 공간을 골수강(뼈골수공간)이라 함

- 뼈는 조직의 치밀도에 따라 치밀골(치밀뼈, compact bone)과 해면골(해면뼈, sponge bone)로 나뉨
- 치밀뼈는 뼈의 표면층을 이루는 밀집도가 높고 단단한 매우 견고한 조직의 뼈
- 치밀뼈의 내부에는 미세한 원기둥이 빈공간 없이 밀집되어 있는 형태. 이 미세한 원기둥 안에는 혈관이 분포하여 뼈에 산소와 영양분을 공급. 또한 노폐물을 제거하고 뼈손상이 있을 때 치유에 관여
- 치밀뼈를 이루는 미세한 원기둥을 하버스 계통(Haversian system, 뼈단위: osteon)이라 함

- 해면뼈는 치밀뼈 안쪽에 위치하는 조직으로 엉성한 스폰지 조직과 유사한 구조를 띰
- 해면뼈는 치밀뼈보다 밀도가 덜한 뼈조직이고 장골의 뼈끝부위와 기타 뼈의 중심부에 위치
- 해면뼈는 골소주(뼈잔기둥)라 불리는 작은 가지 모양의 기둥이 불규칙하게 연결되어 스펀지 모양을 만들어 형성됨
- 골소주 사이에 형성된 빈 공간을 골수강이라 부르고 여기에 골수가 채워짐

- 골수는 해면뼈 내의 빈공간인 골수강을 채움
- 골수에는 적색골수와 황색골수가 존재. 적골수는 혈구세포를 생산하고 필요시 항체를 만들어 면역에 관여

- 골막에는 혈관과 신경이 분포하여 감각을 느끼고 뼈에 영양을 공급하며 골단을 제외한 뼈의 표면을 덮어 뼈를 보호

- 연골은 뼈막 대신 양쪽 뼈의 끝단에 관절 연골로 존재하여 마주 닿는 두 개의 뼈 끝에 위치. 관절에 움직임이 있을 때 생기는 마찰과 충격으로부터 뼈를 보호해주는 역할 수행

4. 뼈의 성분

- 뼈는 세포와 세포사이질로 구성
- 뼈의 세포에는 칼슘과 기타 미네랄을 분비하여 뼈 형성에 관여하는 골모세포(osteoblast, 뼈모세포), 뼈모세포가 성숙한 골세포(osteocyte, 뼈세포), 용해소체를 다량함유하여 오래된 뼈를 파괴하는 파골세포(osteoclast, 뼈파괴세포)가 있음
- 아교섬유와 무기질로 구성된 세포사이질은 뼈에 탄력을 부여

5. 뼈의 발생과 성장

- 뼈의 발생방식에는 막내화골(막성 뼈 생성, 막뼈되기), 연골내화골(연골성 뼈 생성, 연골뼈되기)이 있음
- 막내골화는 섬유결합조직으로 구성된 두 개의 얇은 판 사이에서 해면뼈, 치밀뼈가 만들어져 막이 직접 뼈로 전환되는 방식으로 머리뼈 같은 납작뼈의 골화 방식이 여기에 해당됨
- 연골내골화는 먼저 뼈의 모양대로 유리연골 틀이 만들어지고 여기에 칼슘이 침착되면서 연골이 골화되는 방식으로 장골(긴뼈)의 골화 방식이 여기에 해당됨

6. 체간골격(몸통뼈대, axial skeleton)

- 체간골격은 두개골, 척주, 흉곽으로 나눌 수 있고 몸의 중앙, 장축을 형성하는 80개의 뼈들로 구성됨

☐ 두개골(머리뼈, skull)
- 두개골은 뇌두개를 형성하는 뇌두개(뇌머리뼈), 안면골(얼굴뼈), 이소골(귓속뼈), 설골(목불뼈)로 이루어져 있음
- 뇌두개: 전두골(이마뼈), 두정골(마루뼈), 후두골(뒤통수뼈), 측두골(관자뼈), 접형골(나비뼈), 사골(벌집뼈), 이소골(귓속뼈)
- 안면골: 상악골(위턱뼈), 하악골(아래턱뼈), 관골(광대뼈), 비골(코뼈), 구개골(입천장뼈), 서골(보습뼈), 누골(눈물뼈), 하비갑개(코선반뼈), 설골(목불뼈)

☐ 척주(vertebral column)
- 척주는 골격의 장축을 형성하여 두개골과 골반을 연결하여 몸의 중심축 역할을 함
- 척주는 26개의 척추뼈, 23개의 추간원판(척추사이원반)으로 이루어짐

- 척추뼈는 목뼈(경추) 7개, 등뼈(흉추) 12개, 허리뼈(요추) 5개, 엉치뼈(천골) 1개, 꼬리뼈(미골) 1개로 이루어져 있음.

- 성인의 척주는 측면에서 볼 때 S자로 굽어 있는데 이를 척주만곡(척주굽이, vertebral curve)이라 함
- 척주의 만곡은 척주의 지지력을 증가시키고 무게균형을 유지시켜주며 척주의 유연성과 탄력성을 증가시켜 뇌를 보호해 줌

- 척주만곡에는 1차만곡(후만), 2차만곡(전만)이 있음
- 1차만곡은 태생 전에 내장 형성을 돕기 위해 경추에서 미추까지 뒤쪽으로 볼록한 굽이를 이룬 것. 생후 형성되는 경추만곡(목굽이), 요추만곡(허리굽이)은 2차만곡이라 하며 앞쪽으로 볼록한 굽이를 이룸
- 척주만곡이 정상에서 벗어날 경우, 만곡이 과대해지는 위치에 따라 척주후만증, 척주전만증, 척주측만증이라 함

□ 흉곽(가슴우리, thorax)
- 흉곽은 늑골(갈비뼈) 12쌍, 흉골(복장뼈) 1개, 척추뼈 12개로 총 37개의 뼈로 구성
- 흉곽 내부는 흉강과 복강으로 나뉘어지며 흉강과 복강은 횡격막에 의해 나뉘어짐
- 늑골은 늑연골(갈비연골)로 흉골에 연결되는데 1~7번의 늑골은 흉골에 직접 연결되어 진늑골, 8~12번의 늑골은 흉골에 직접적으로 연결되지 않아 가늑골, 11~12번 늑골은 흉골에 연결되지 못하여 부유늑골이라 함
- 흉골(sternum)은 앞가슴의 중앙에 있는 편평골로 흉골병(복장뼈자루), 흉골체(복장뼈몸통), 검상돌기(칼돌기)의 세 부분으로 이루어져 있음

7. 사지골격

- 사지골격(팔다리뼈대)은 팔의 골격인 상지대골, 자유상지골, 손, 다리의 골격인 골반, 관골, 자유하지골로 이루어져 있음

□ 상지골(팔의 뼈)
- 상지골은 흉곽에 상지골을 연결해주는 이음뼈인 쇄골과 견갑골, 자유상지골인 상완골, 척골, 요골, 수근골, 중수골, 지골의 64개의 뼈로 이루어짐

□ 하지골(다리뼈)
- 하지골은 62개의 뼈로 구성되며 다리와 몸통을 연결시키는 하지대와 자유하지골로 이루어져 있음
- 하지대(다리이음뼈, pelvic girdle)는 척주와 자유하지골을 연결시키는데 왼쪽 오른쪽의 관골(볼기뼈, hip bone)로 구성. 연골에 의해 결합되어 있던 장골(엉덩뼈), 좌골(궁둥뼈), 치골(두덩뼈)이 성인이 된 후 뼈 융합이 일어나 하나로 결합되어 왼, 오른쪽 관골이 됨. 관골, 척추의 일부인 천골, 미골이 골반을 이룸

- 자유하지골은 대퇴골, 슬개골, 경공, 비골, 족근골, 중족골, 지골로 이루어짐

8. 관절

- 관절(articulation)이란 2개 이상의 뼈가 연결된 것으로 조직의 종류에 따라 관절의 운동성에 따라 분류
- 관절은 뼈와 뼈, 뼈와 연골, 뼈와 치아가 연결되는 지점
- 관절은 2개 이상의 뼈가 서로 기능적으로 연결되어 있는 해부학적인 구조
- 관절은 뼈의 성장에 관여하며, 골격계통을 이어주고, 골격근의 수축에 의해 다양한 운동을 하게 함

☐ **관절의 연결재료에 따라 관절의 유형을 분류하면**
- 섬유관절: 섬유결합조직에 의해 단단히 연결된 관절
- 연골관절: 연골조직에 의해 연결된 관절
- 윤활관절: 몸 대부분의 관절, 자유롭게 움직일 수 있는 관절

☐ **관절의 운동성에 따라 관절의 유형을 분류하면**
- 가동관절
- 반가동관절
- 부동관절: 가동성이 없는 관절

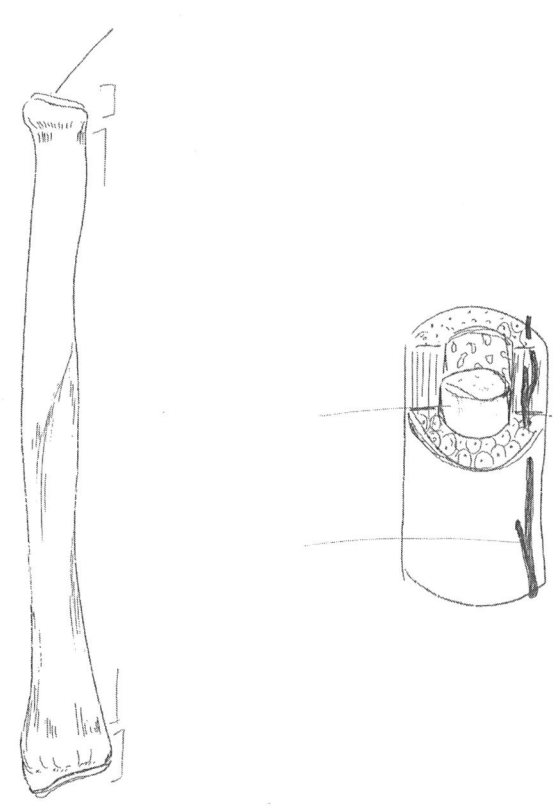

< 뼈의 기본구조 >

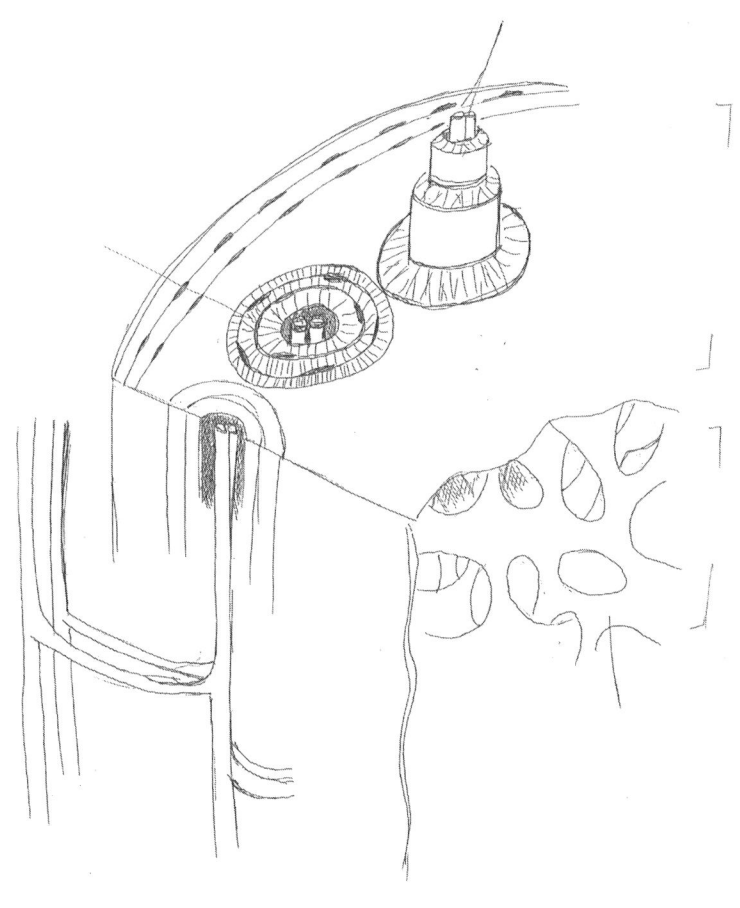

< 치밀뼈와 해면뼈, 뼈단위 >

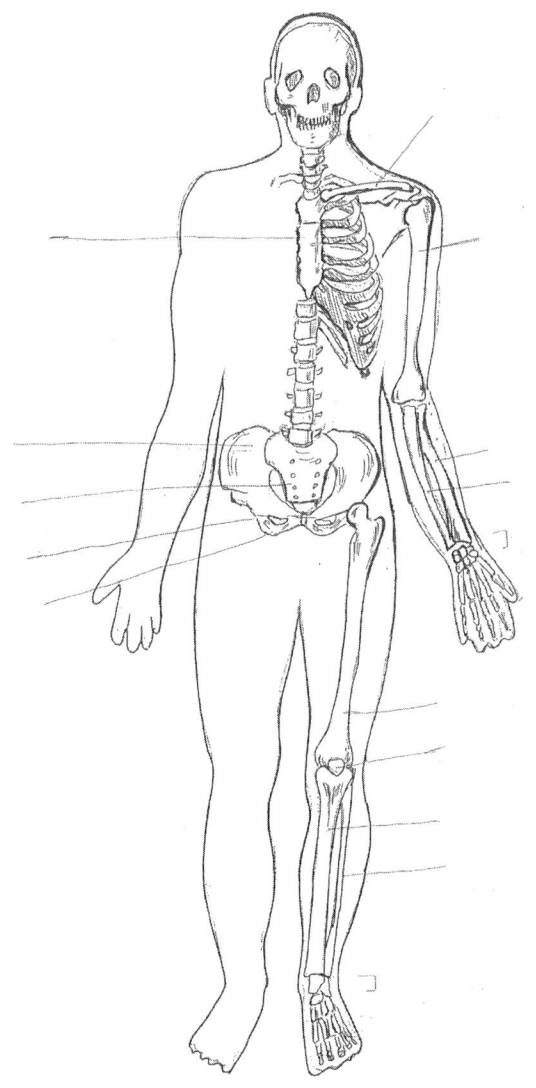

< 인체 골격 >

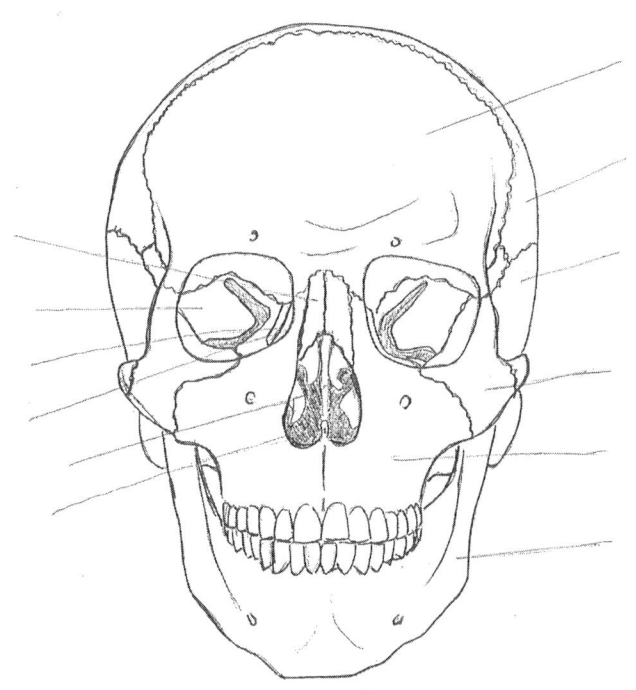

< 두개골 (전면) >

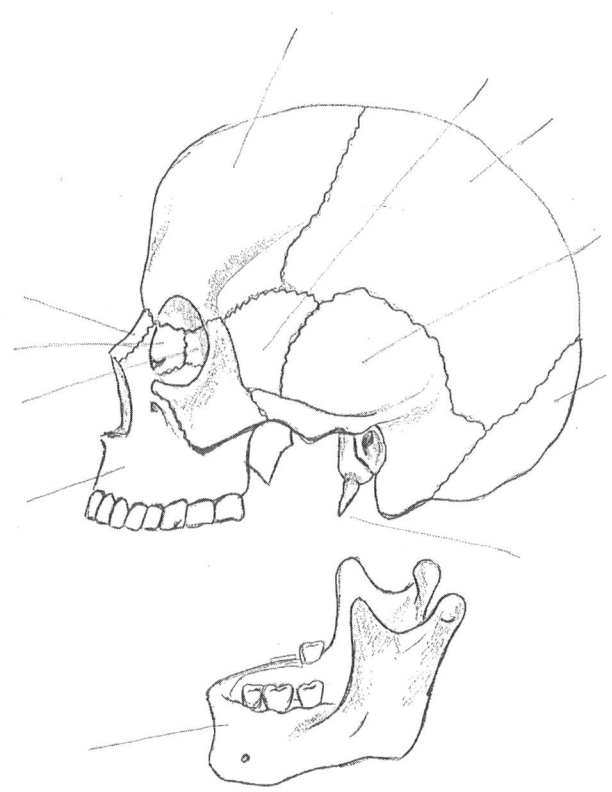

< 두개골 (측면) >

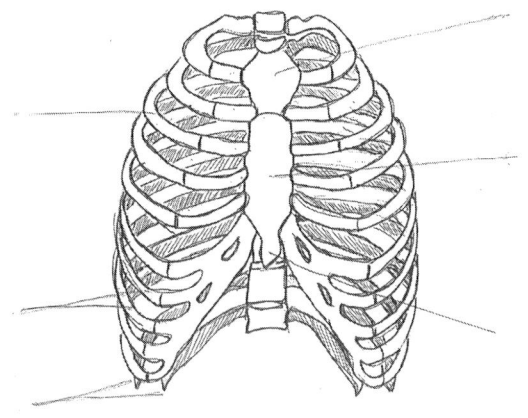

< 흉곽 >

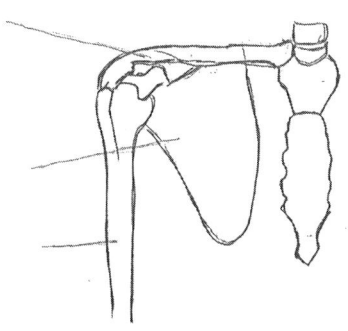

< 상지대 >

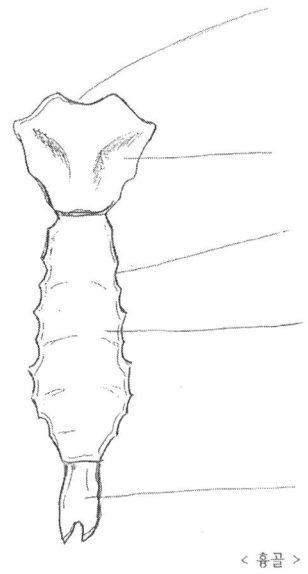

< 흉골 >

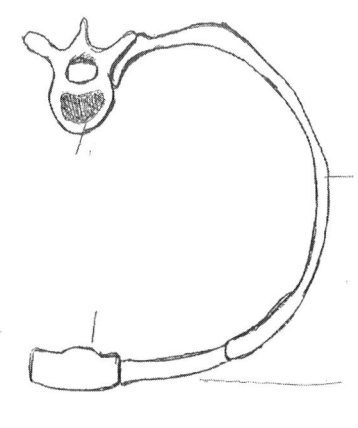

< 흉곽 >

제3장. 골격계통 43

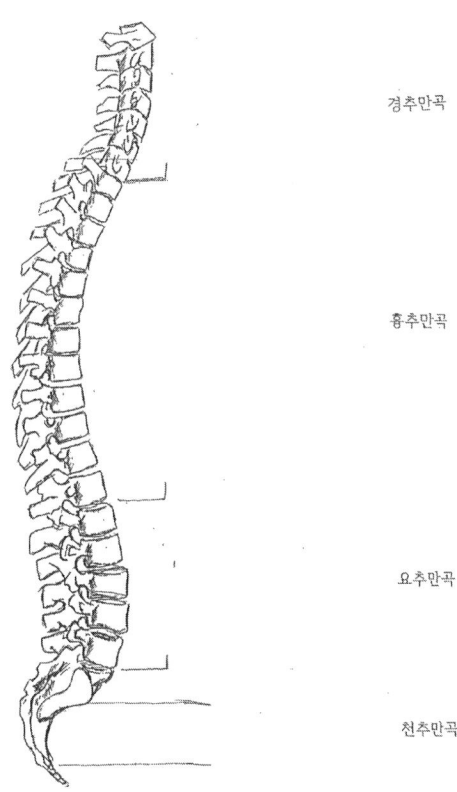

< 척주 >

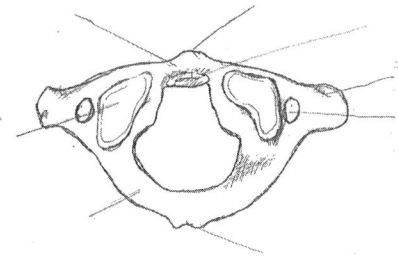

< 환추 (고리뼈) >

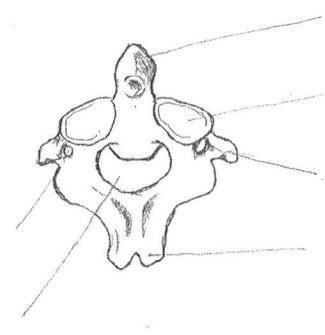

< 축추 (중쇠뼈) >

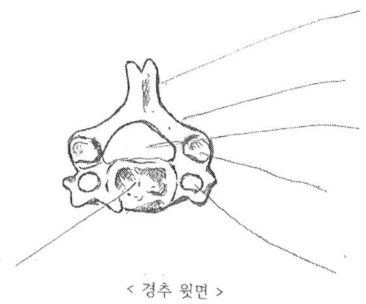

< 경추 윗면 >

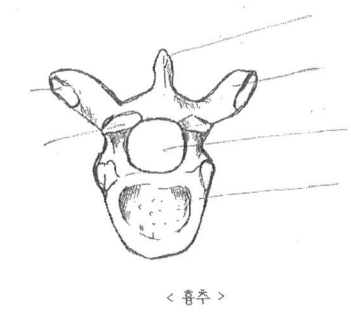

< 흉추 >

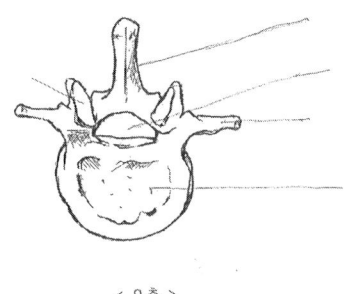

< 요추 >

<< 척추뼈 >>

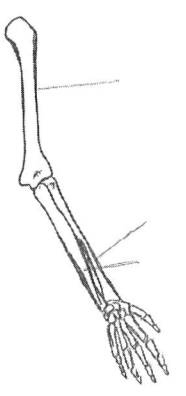

< 팔의 골격 전면 (좌) >

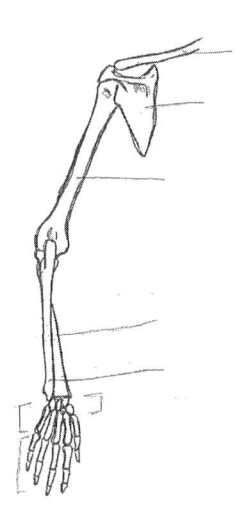

< 팔의 골격 후면 (좌) >

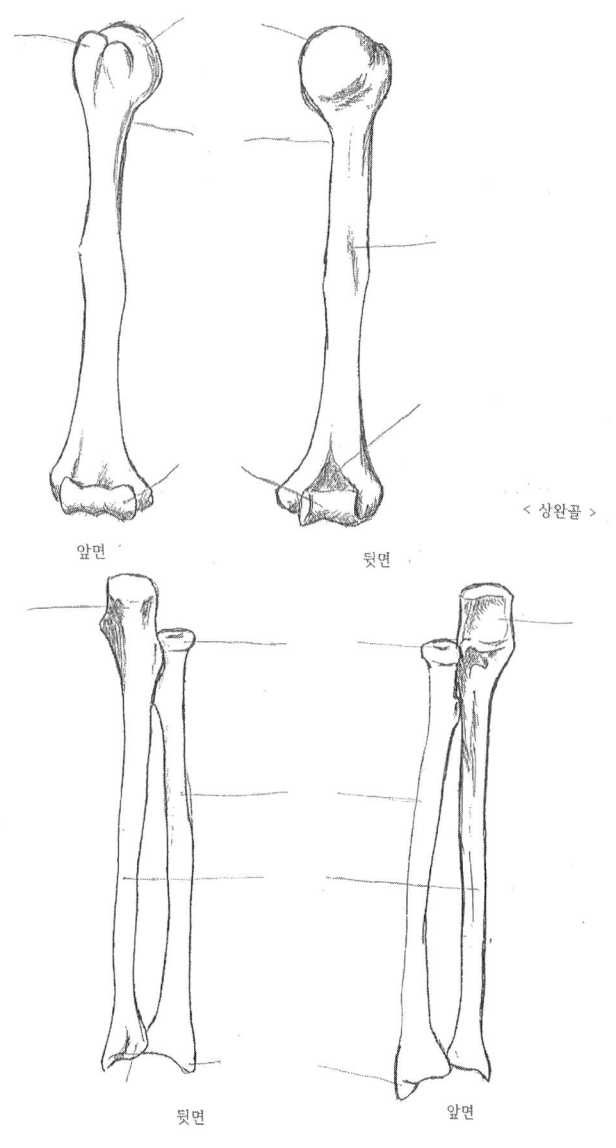

앞면　　　　　뒷면

< 상완골 >

뒷면　　　　　앞면

< 전완골 >

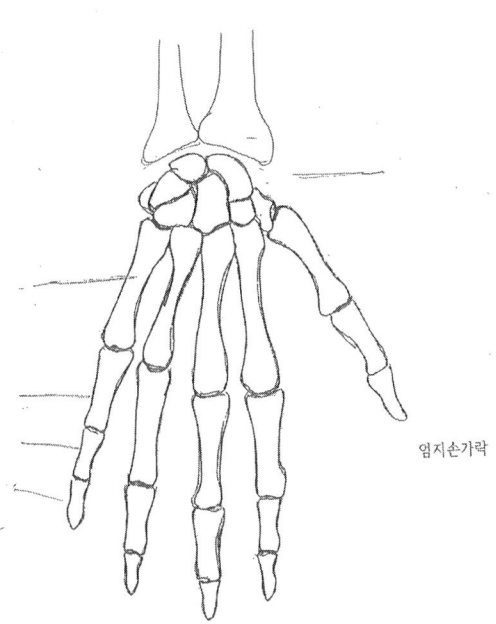

< 손의 뼈 >

엄지손가락

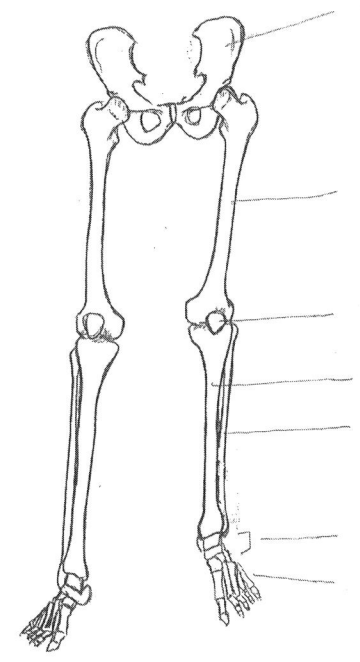

< 하지골격 전면 >

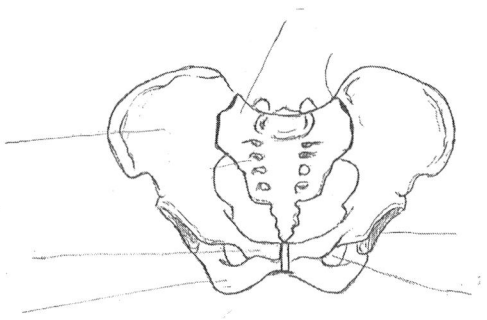

< 골반: 여성 >

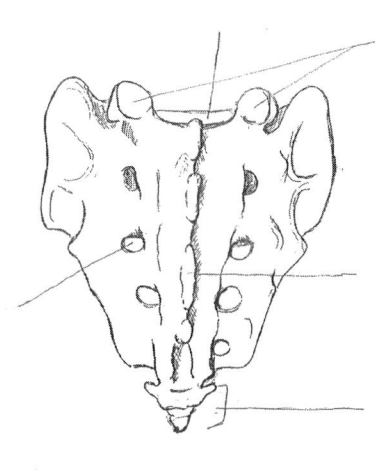

< 천골 >

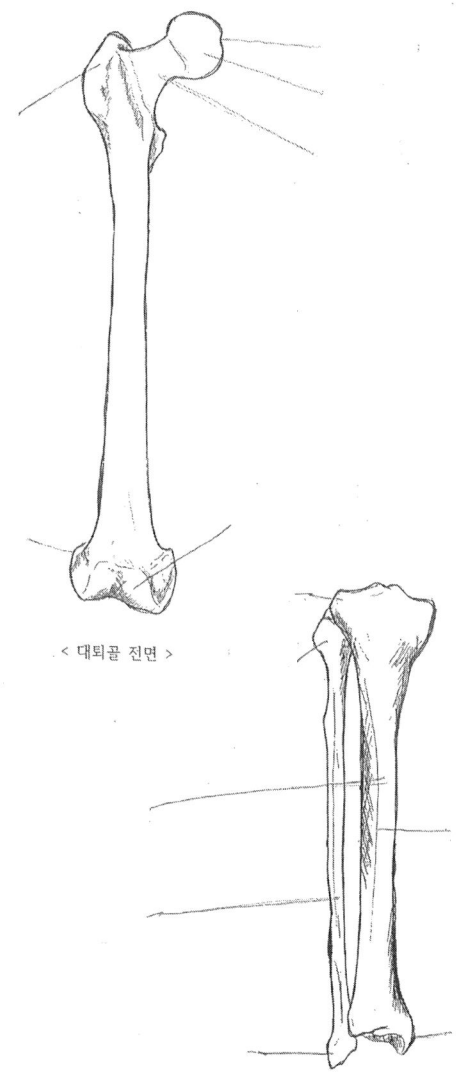

< 대퇴골 전면 >

< 경골, 비골 전면 >

제4장 근육계통

1. 개요
2. 근육의 종류
3. 근육의 구조
4. 근육운동 시 보조장치
5. 근수축기전과 종류
6. 인체부위별 근육
※ 연습문제

1. 개요

- 인체의 약 40~50%를 차지하는 근육계통은 골격을 움직이거나 호흡, 심장 박동 등 인체의 모든 움직임을 만들어 냄
- 근육에 힘이 들어가는 것을 수축이라 하는데 근육은 수축과 이완을 통해 운동을 일으킴
- 근육이 부착된 위치나, 근육이 있는 부위에 따라 관절운동, 호흡, 심장박동, 각종 도관의 수축운동, 연동운동 등 다양한 움직임을 담당하고 각종 샘의 분비작용 등을 함

2. 근육의 종류

- 근육은 그 기능 또는 형태에 따라 분류
- 해당 근육을 지배하는 신경에 따라 운동신경의 지배를 받는 수의근, 자율신경의 지배를 받는 불수의근으로 분류
- 형태에 따라서는 근육에 가로무늬가 있는 횡문근(가로무늬근), 방추형 세포로 구성된 평활근(민무늬근)으로 분류

- 운동신경의 지배를 받아 움직이는 근육을 수의근(voluntary muscle)이라 함. 수의근은 자신의 의지대로 움직일 수 있고 골격근(뼈대근육)이 여기에 해당
- 자율신경의 지배를 받는 근육을 불수의근(involuntary muscle)이라 함. 불수의근은 자율신경의 지배를 받아 자신의 의지대로 움직일 수 없고 심근, 내장근이 여기에 해당

- 현미경하에서 밝고 어두운 띠가 교대로 배열되어 있는 근육을 횡문근이라 하고 골격근, 심근이 이에 속함
- 골격근세포는 손상되었을 때 근육위성세포가 있어 부분적으로 회복될 수 있음
- 심장의 벽을 이루는 심근은 형태로는 횡문근이나 자율신경의 지배를 받는 불수의근이고 근육위성세포가 없어 손상되면 재생되지 않음
- 평활근은 위, 소장, 대장, 혈관, 자궁, 방광 같은 기관의 근육벽에서 볼 수 있어 내장근이라고 함. 평활근은 자율신경의 지배를 받는 불수의근이고 세포분열능력이 있어 손상되었을 때 회복됨

3. 근육의 구조

- 골격근의 구조는 밖에서부터 근상막(근육바깥막), 근외막(근육다발막), 근내막(근육섬유막)로 구성
- 건(힘줄)과 건막(널힘줄)은 근육의 근외막과 근상막의 결합조직 섬유가 합쳐서 만들어진 섬유성 힘줄로 근육이 뼈, 피부나 다른 근육에 부착되는 부위가 됨

- 건(힘줄)은 골격근과 뼈를 연결하여 운동을 일으키고 인대는 뼈와 뼈를 연결한다. 건막은 넓고 얇은 결합조직으로 근육을 연조직이나 뼈에 부착시킴

- 근육은 근섬유(근육섬유)로 이루어져 있음
- 근섬유는 근육의 기본 단위로 근육원섬유(잔섬유, myofibril)가 모여 근육을 이룸
- 근육원섬유는 미오신잔섬유와 액틴잔섬유로 구성
- 근육의 수축은 근육원섬유 안에 있는 액틴(actin)과 미오신(myson)에 의해 일어남
- 근육원섬유는 근육세포질 그물에 싸여있음. 근섬유가 모여 근육다발을 이루고 근육다발이 모여 근육이 됨

4. 근육운동 시 보조장치

- 인체에는 골격근 운동 시 발생할 수 있는 마찰 등을 줄여 원활한 근육운동이 일어날 수 있도록 도와주는 구조물들이 있음
- 근육의 표면을 감싸는 근막은 근육을 보호하고 주변 조직과 근육사이의 마찰을 방지하고 근육의 위치를 유지하게 해줌
- 점액낭(활액낭, synovial bursa)과 건초(힘줄집, tendon sheath)는 윤활액으로 근육과 힘줄(건) 사이의 마찰을 줄여줌
- 건초는 건과 근육사이의 마찰을 줄여주는 주머니 모양의 막으로 주머니 안에 윤활액이 있어 뼈와 건 사이의 마찰을 줄여주는 역할

5. 근수축기전과 종류

□ 근육수축 기전
- 근육의 수축은 신경지배에 의함
- 운동신경원의 자극이 전도되어 근섬유가 흥분하면 근육수축이 진행됨. 근육원섬유에 자극이 전해지면 액틴잔섬유가 미오신잔섬유 사이로 미끄러져 들어가 근육원섬유 마디의 길이가 짧아짐(활주설, sliding theory)
- 수축된 근섬유에서 전달물질을 분해하면 근섬유는 원래 상태로 이완됨
- 근수축에는 칼슘이온이 작용하고 에너지를 필요로 함

□ 근육수축의 종류
- 근육의 수축은 장력과 근육의 길이 변화에 따라 등장성 수축(isotonic contraction)과 등척성 수축(isometric contraction)으로 구분
- 등장성 수축은 수축 시 근육길이가 짧아지는 형태이며 관절에서 만드는 근육수축으로 근육길이에 변화 발생
- 등척성 수축은 수축 시 근육길이에 변화가 없는 수축기전으로 운동을 일으키지 않는 근육수축 형태. 운동은 일어나지 않지만 근육내에서의 장력이 증가하는 수축 형태

- 등장성 수축은 동적수축, 등척성 수축은 정적수축

6. 인체부위별 근육

□ 머리 근육
- 머리의 근육은 두피와 얼굴 피부 밑에 있는 두개표근, 얼굴의 표정을 만들어내는 안면근(표정근), 음식을 씹는데 관여하는 저작근, 안구를 움직이는 근육, 혀를 움직이는 근육 등이 있음
- 안면근은 안면신경의 지배를 받고 얼굴뼈에서 기시하여 피부 진피층에 정지
- 저작근은 삼차신경의 하악신경지의 지배를 받으며 관자뼈, 나비뼈, 광대활에서 기시하여 하악골에 정지
- 안구를 움직이는 근육은 6개의 근육으로 이루어져 있고 시각신경관 주의의 온힘줄고리에서 기시하여 안구의 공막에 정지

- 전두근. 이마와 전두부를 덮고 있는 피부근육
- 후두근. 후두부를 덮고 두피에 주름을 만듬

- 안륜근: 눈을 감는 작용을 하는 눈 주위의 근육
- 추미근: 미간에 세로 주름 만드는 근육
- 비근, 비근근: 코 주위의 근육
- 구륜근(입둘레근). 대관골근(큰광대근). 소관골근(작은광대근)
- 상순거근(위입술올림근). 구각거근(입꼬리올림근)
- 협근(볼근)
- 소근(입꼬리당김근). 하순하체근(아래입술내림근). 구각하체근(입꼬리내림근)
- 이근(턱끝근)

- 교근(깨물근): 두꺼운 사각모양 근
  측두근(관자근): 부채모양의 근육
  내측익돌근(안쪽날개근): 교근과 병행하는 사각형의 두꺼운 근육
  외측익돌근(가쪽날개근)

- 상직근(위곧은근)
  하직근(아래곧은근)
  외측직근(가쪽곧은근)
  내측직근(안쪽곧은근)
  상사근(위빗근)
  하사근(아래빗근)

- 이설근(턱끝혀근)
  설골설근(목뿔혀근)
  경돌설근(붓혀근). 구개설골근(입천장혀근)
  종근(세로근). 횡근(가로근). 수직근

□ 목 근육
- 광경근(넓은목근)
- 흉쇄유돌근(목빗근)

□ 가슴, 복부 근육
- 흉근(가슴근육)은 천부와 심부근육으로 나뉨
- 천부의 근육은 흉벽과 상지를 연결해 상지의 움직임을 만들어내고 심부의 근육은 흉곽의 용적을 조절하여 호흡에 관여

- 횡격막(가로막, diaphragm)은 흉강과 복강을 구분해주는 돔 모양의 판상의 골격근으로 3개의 구멍이 뚫려 있어 대동맥열공으로는 대동맥이, 대정맥공으로는 아래대정맥이, 식도열공으로는 식도가 지나감
- 들숨에는 횡격막이 수축하고 날숨에서 이완됨

- 대흉근(큰가슴근), 소흉근(작은가슴근), 전거근(앞톱니근), 쇄골하근(빗장밑근)
- 외늑간근(바깥갈비사이근), 내늑간근(속갈비사잉근), 최내늑간근(맨속갈비사이근), 늑골거근(갈비올림근), 흉횡근(가슴가로근)

- 복부의 전면, 측면, 후면에 걸쳐있는 근육들은 복강을 형성하여 복강속의 장기를 보호하고 척주의 굽힘 돌림 등의 운동을 만들어내고 필요시 복부의 압력을 높여 대소변, 분만을 원활하게 해줌

- 복직근(배곧은근). 외복사근(배바깥빗근). 내복사근(배속빗근)
  고환거근(고환올림근). 복횡근(배가로근)
  요방형근(허리네모근)

□ 팔, 손 근육
- 팔의 근육은 어깨부위, 상지부위, 전완부위근육으로 나뉨
- 상지(어깨부위)근육은 어깨부위를 덮고 있고 흉부와 상지를 잇고 상완의 움직임에 관여
- 상지부위 근육은 팔굽관절운동에, 전완부위 근육은 손목의 움직임 등에 관여
- 손의 고유근육은 손가락의 벌림, 굽힘, 당김 등의 움직임에 관여

- 삼각근, 극상근, 극하근, 소원근, 대원근, 견갑하근, 회전근개
  상완이두근, 상완근, 오훼완근, 상완삼두근, 주근

- 원회내근, 요측수근굴근, 장장근, 척측수근굴근, 천지굴근, 심지굴근, 방형회내근
  완요골근, 장요측스근신근, 단요측수근신근, 지신근, 척측수근신근

  엄지손가락구근, 중간근, 소지구근

□ **다리, 발 근육**
- 고관절의 운동에 관여하고 체중을 지탱하는 둔부를 형성하는 근육, 대퇴를 움직이는 근육, 종아리를 움직이는 근육, 체중을 받치고 운동성을 부여하는 발의 고유근육 등이 있음

- 대둔근, 중둔근, 소둔근. 퇴근막장근, 이상근
  치골근, 장내전근, 내내전근, 박근
  봉공근, 대퇴사두근, 대퇴직근, 내측광근, 중간광근, 외측광근
  대퇴이두근, 반건양근, 반막양근

- 전경골근, 장지신근, 장엄지신근, 제3비골근
  장비골근, 단비골근
  비복근, 가자미근, 족저근, 발꿈치힘줄

- 장지신근, 장무지신근

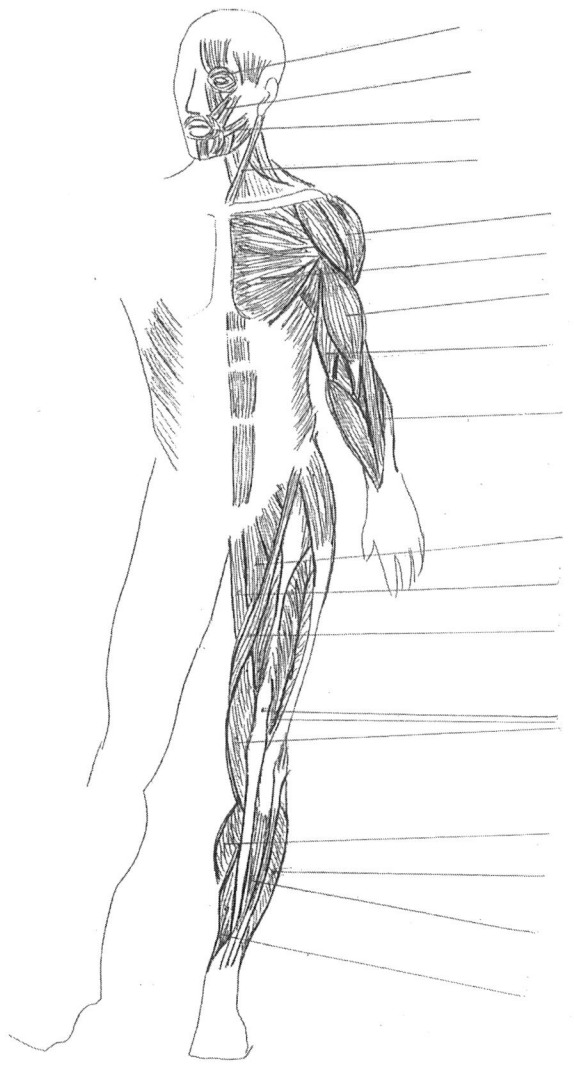

< 인체근육: 표재근육 >

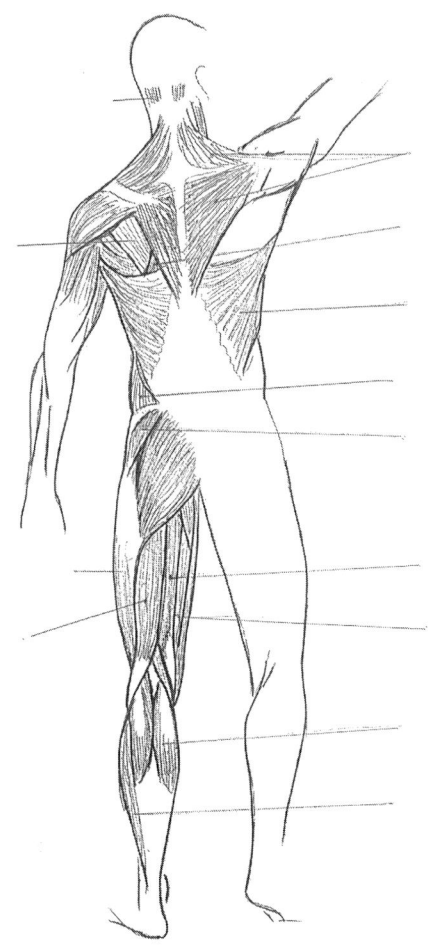

< 전신의 근육(표재) 후면 >

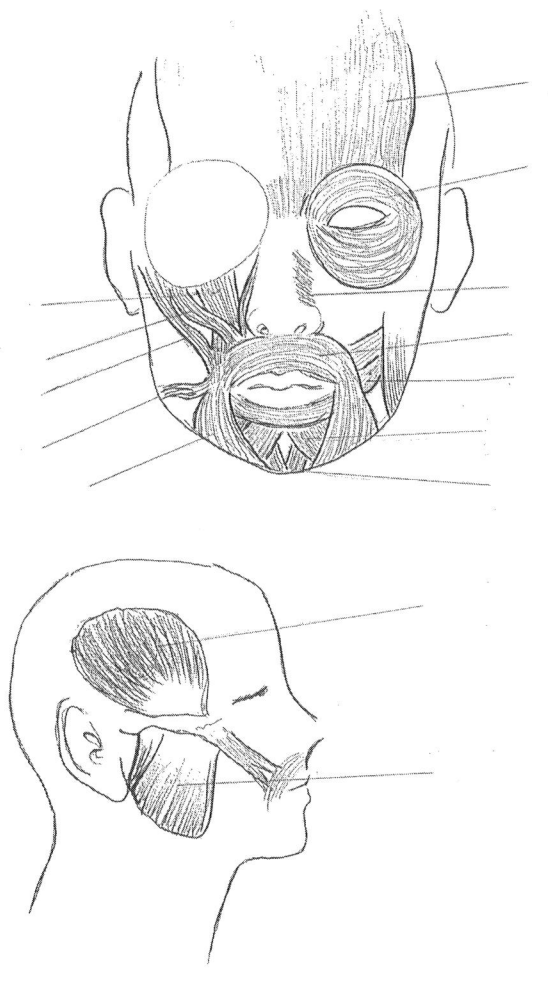

< 얼굴 근육 >

제5장 감각기계통

1. 개요
2. 시각
3. 청각
4. 미각
5. 후각
6. 피부감각
※ 연습문제

1. 개요

- 인체는 눈을 통해 보고, 귀를 통해 소리를 듣고, 혀를 통해 맛을 보고 코를 통해서는 냄새를 맡고 피부로는 차가움, 따뜻함, 아픔 등을 느낌
- 인체는 주변 환경의 변화를 감지하고 수용체를 통해 받아들여 뇌로 정보를 보내고 뇌는 받아들인 정보를 분석해 적절한 반응을 만들어냄
- 인체가 지닌 감각은 일반감각과 특수감각으로 분류
- 시각, 청각, 후각, 미각, 촉각은 특수감각으로 인체의 특수한 곳에서 반응
- 피부에서 느껴지는 감각들은 몸의 여러 부분에 분산되어 느껴지는 일반감각으로 분류

2. 시각(vision)

- 눈의 구조: 안구와 부속구조물로 구성
- 빛이 동공, 수정체를 통과해서 망막에 상이 맺히면 망막에 있는 시신경을 통해 정보가 뇌로 전달됨
- 빛이 외부에서 들어와 망막에 상이 맺히는데 여기에 이상이 생기면 굴절이상에 의한 비정시인 근시(myopia), 원시(hyperopia), 난시, 노안이 발생

□ 안구(eywball)
- 눈은 안구를 뜻함.
- 안구는 3층의 피막으로 이루어져 있음
- 안구 가장 바깥층은 공막과 각막으로 이루어져 있는데 각막은 투명한 형태로 눈 앞쪽에 위치
- 안구의 중간층 피막은 맥락막, 모양채, 홍채로 이루어져 있는데 많은 혈관이 분포되어 있어 혈관막이라고도 불림
- 홍채는 동공을 통해 통과하는 빛의 양을 조절
- 가장 안쪽에 있는 내막은 망막으로 시세포층으로 구성되어 있음
- 망막에 있는 시세포는 간체(간상체)와 추체(추상체)로 광수용기를 지니고 있는데 간체는 망막 가장자리에, 추체는 망막중앙에 밀집되어 있음

- 안구 내부는 홍채와 각막에 의해 전방과 후방의 두 구획으로 나뉘어지고 젤리상의 초자체가 들어있는 맑은 액체인 방수로 채워져 있음
- 방수는 안구의 형태를 일정하게 유지해 주지만 방수의 순환장애가 생기거나 눈의 압력이 증가할 경우 녹내장이 발생

□ 부속구조물
- 눈썹, 속눈썹, 눈꺼풀(안검), 결막, 눈물샘, 바깥눈 근육(외기성 안근)

- 눈썹과 속눈썹은 눈 속으로 이물질이 들어가는 것을 막아주고 눈꺼풀은 안구를 보호
- 눈꺼풀 안쪽과 안구측면을 덮고 있는 결막은 점액을 분비하여 윤활작용
- 눈물샘에서 분비된 눈물은 안구를 청결하게 하고 감염을 예방
- 외기성 안근은 안구운동에 관여

3. 청각(auditory sense)

- 청각과 평형감각을 담당하는 귀는 외이(바깥귀), 중이(가운데귀), 내이로 나뉨

- 외이는 외부에 돌출된 부위인 이개(귓바퀴, auricle), 외이도(귀길, auditory canal)
- 이개는 음파를 모아 외이도를 통해 귀 안쪽으로 전달
- 외이도에는 귀지샘이 있어 귀지를 분비하고 귀지는 귀를 보호하는 윤활유 역할
- 외이도의 끝에는 고막이 있고 고막 뒤로 중이가 시작됨

- 중이는 고실(tympanic cavity)로 불리기도 함
- 중이에는 3개의 이소골이 있어 외이도를 통해 고막에 전달된 진동을 이소골을 통해 음파를 증폭시켜 난원창(안뜰창, oval window)에 전도
- 이소골은 우리 몸에서 제일 작은 뼈로 서로 연결돼 있고 모양에 따라서 추골(망치뼈, malleus), 침골(모루뼈, incus), 등골(등자뼈, stapes)로 불림
- 유스타키오관(Eustachian tubes)에 의해 중이와 비인두가 연결되어 있어 중이와 외부 대기압 평형을 유지해주고 때로는 인두염이 중이염을 일으키기도 함

- 내이는 평형감각, 청각수용기가 있는 곳으로 측두골 안쪽에 위치
- 난원창부터 내이가 시작되어 3개의 분리된 공간이 미로처럼 존재하는데 전정(안뜰, vestibule), 와우(달팽이, cochlea), 반규관(반고리뼈관, semicircular canals) 등 세 부위로 나눌 수 있음
- 내이에는 림프액이 있어 내이로 전달된 음파를 감각세포에 전달하고 이 정보는 신경섬유를 통해 대뇌관자엽에 전달되어 소리로 해석됨

4. 미각(gustatory sense)

- 미각은 혀의 미뢰(맛봉오리, taste buds)가 액체상태의 화학물질에 노출됐을 때 미각과 관련된 신경인 안면신경과 설인신경, 미주신경을 통해 뇌로 자극을 전달하면 전달된 자극이 대뇌피질의 미각중추에 도달하여 맛을 느끼게 됨

5. 후각(olfactory sense)

- 후각은 냄새를 맡는 감각으로 상비도 점막에 분포한 후각수용기에서 기체 상태의 화학물질에 자극되어 냄새를 맡게 됨
- 코 안에 들어온 화학물질이 코 안의 점액에 용해되면 후각신경세포 섬모의 수용기와 결합되고 신경자극을 유발
- 이 신경자극은 후구(후각망울, olfactory bulb)를 지나 대뇌 관자엽의 후각중추로 전달되면 특정 냄새로 인지하게 됨

6. 피부감각

- 피부에서 느껴지는 촉각, 압각, 통각, 냉각 등은 인체 전반에 분포되어 느껴지는 일반감각
- 촉각: 촉각소체(Meissner소체). 손끝 피부, 혀 끝에 많이 분포
- 압각: pacini소체. 압력에 대한 감각
- 온각, 냉각: 온각은 Ruffini소체, 냉각은 Krause 종구
- 통각: 자유신경종말이 감수체

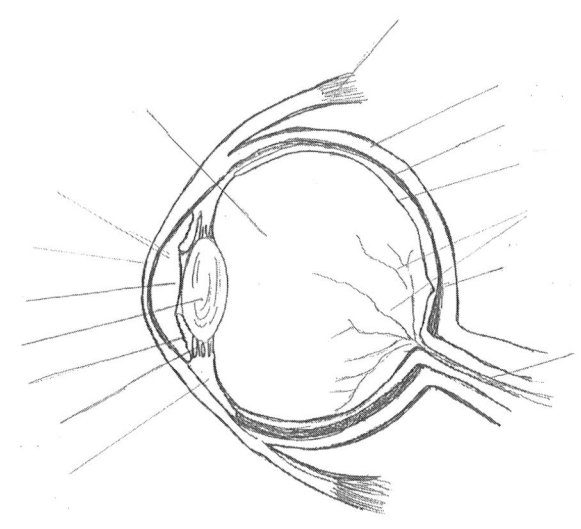

< 눈의 내부 구조 >

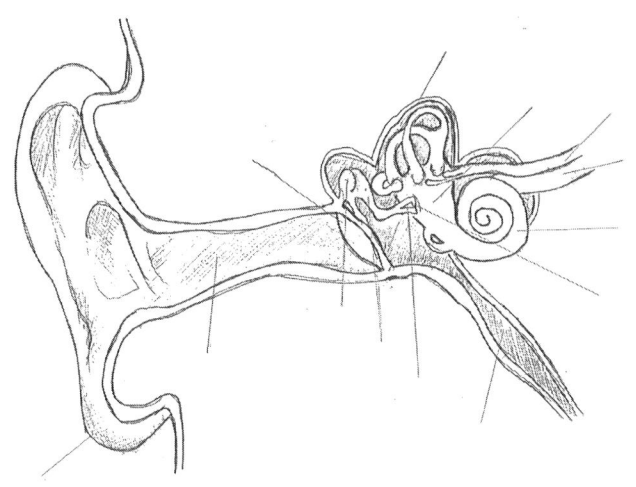

< 귀의 구조 >

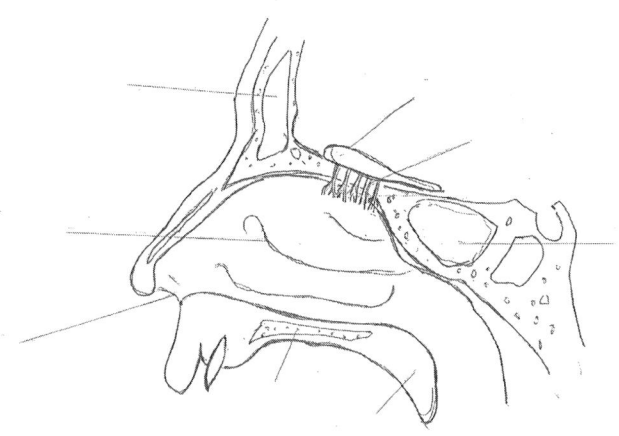

< 후각 >

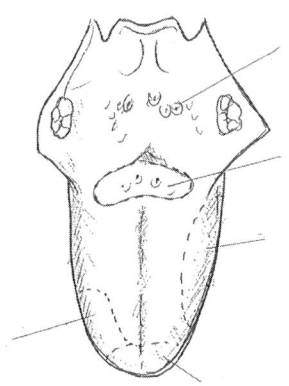

< 미각 >

[표피]

[진피]

< 피부의 감수채 >

제6장 신경계통

1. 개요
2. 신경조직
3. 신경계
※ 연습문제

1. 개요

- 신경계는 신체조절과 소통을 감시하는 시스템으로 인체 안팎에서 발생한 정보를 수집하고 처리하여 반응
- 수집된 정보는 중추에서 통합 분석되어 입력된 정보에 적절한 흥분을 일으키고 효과기에서 근육을 통한 운동이나 샘분비활동 등의 적절한 반응이 일어나게 됨

- 신경계는 중추신경계(central nervous system, CNS)와 말초신경계(peripheral nervous system, PNS)로 구분
- 뇌와 척수로 구성된 중추신경계는 기본적인 신체조절과 외부 변화에 반응
- 체신경과 자율신경계로 구분되는 말초신경계는 운동·감각신경망을 제공
- 교감 부교감신경으로 구분되는 자율신경계는 외분비샘, 혈관, 내장기관과 외부생식기를 조절

2. 신경조직

- 신경계는 신경세포인 신경원(뉴런, neuron)과 지지세포인 신경교(신경아교, neuroglia)로 구성

□ 신경원
- 뉴런은 세포체(cell body), 수상돌기(가지돌기, dendrites)와 축삭(axon)으로 구성
- 수상돌기는 인체 안팎에서 발생한 정보를 받아들여 전기자극을 발생시킨 후 세포체로 전달. 수상돌기로부터 세포체에 전달된 자극은 축삭을 통해 연접(synapse)한 뉴런이나 근육으로 신경충동을 전달
- 연접(시냅스)은 하나의 축삭종말이 다른 뉴런의 수상돌기나 세포체와 연결되는 부위. 연접을 통해 정보가 한 신경세포에서 다른 신경세포로 전달됨
- 수상돌기는 구심성 섬유(들신경섬유), 축삭은 원심성 섬유(날신경섬유)
- 축삭은 지질과 단백질로 이루어진 수초(말이집, mylein sheath)에 싸여있고 수초사이의 틈을 말이집마디(랑비에결절, nodes of Ranvier)라 함
- 말이집은 축삭을 보호하고 전도체로 작용하여 도약전도를 가능하게 하여 신경흥분전달 속도가 빨라지게 함

□ 신경교세포
- 신경교는 신경계를 구성하는데 많은 부분을 차지하지만 신경자극 전달기능은 없음
- 신경교의 기능은 뉴런을 보호, 지지하며 뉴런의 물질 대사에 관여하여 기능을 조절
- 신경교는 뉴런과 달리 세포분열이 가능
- 중추신경계에 있는 신경교세포에는 성상교세포(별아교세포, astrocyte), 희돌기세포(희소돌기아교세포, oligodendrocyte), 소교세포(미세아교세포, microglia), 상의세포(뇌실막세포, ependymal cell)이 있음

- 말초신경계에는 슈반세포(신경집세포, Schwann's cell), 위성세표(별세포, satellite cell)가 있음
- 뇌와 척수에 위치하는 성상교세포는 혈액뇌장벽을 형성해 뇌와 척수로 독성물질이 유입되는 것을 막아줌. 희돌기세포는 말이집 형성에 관여하고 뇌혈관 근처에 위치하는 소교세포는 포식작용을 함
- 축삭과 말이집을 둘러싸 보호하는 슈반세포는 말초신경세포 재생에도 관여하고, 위성세포는 신경절 세포체를 감싸는 피막을 형성해 신경세포와 혈액사이 물질 대사에 관여

3. 신경계

□ **중추신경계**
- 중추신경계는 뇌와 척수로 구성됨
- 인체로 들어오는 정보를 통합·분석하여 해당기관인 근육이나 샘분비 활동을 통해 적절한 반응이 일어나도록 함
- 뇌는 두개골 안에 있는 기관으로 대뇌, 사이뇌, 중간뇌, 다리뇌, 숨뇌, 소뇌로 구분됨
- 대뇌의 겉은 피질 속은 수질로 불림
- 대뇌피질은 회색질, 대뇌수질은 말이집화된 축삭으로 구성되어 백색질로 불림
- 대뇌백색질 깊은 곳에 신경핵덩어리가 있는데 이것을 바닥핵이라 함
- 대뇌피질에는 많은 주름이 잡혀있고 깊은 틈새를 따라 몇 개의 엽으로 나누는데 뇌를 감싸고 있는 두개골 명칭에 따라 대뇌엽에 명칭을 부여함
- 감각과 운동을 담당하는 대뇌피질에는 운동영역, 감각영역, 연합영역 등이 존재

- 소뇌는 대뇌 아래 후두골 부위, 뇌줄기 뒤쪽에 위치하고 신체운동의 협업, 평형유지, 자세조정 등의 대뇌의 수의운동과 정교한 운동에 관여

- 척수는 후두공부터 2번째 요추까지 이어지는 척주관 안에 위치
- 척수는 뇌로 신경흥분을 들여보내고 뇌에서 나오는 반응을 해당기관에 전달하며 척수반사를 일으킴. 외부에서 들어온 자극을 뇌로 보내는 역할은 감각신경로에서 뇌의 자극을 각 기관에 보내는 역할은 운동신경로에서 담당

□ **말초신경계**
- 말초신경계는 체신경계와 자율신경계로 구성
- 체신경계는 중추신경계와 연결되어 있어 의식적인 활동을 담당
- 자율신경계는 내장기관에 연결되어 있어 무의식적인 활동을 담당
- 말초신경계는 뇌신경(12쌍)과 척수신경(31쌍)으로, 자율신경계는 교감신경과 부교감신경으로 구성
- 뇌신경은 뇌의 바닥면에서 분지하여 대칭을 이루어 머리의 여러 부위, 목, 가슴 부위에 신경자극을 전달하며 12쌍이 존재

- 후각신경(Ⅰ뇌신경), 시각신경(Ⅱ뇌신경), 동안신경(Ⅲ뇌신경), 활차신경(Ⅳ뇌신경), 삼차신경(Ⅴ뇌신경), 외전신경(Ⅵ뇌신경), 안면신경(Ⅶ뇌신경), 내이신경(Ⅷ뇌신경), 설인신경(Ⅸ뇌신경), 미주신경(Ⅹ뇌신경), 부신경(Ⅺ뇌신경), 설하신경(Ⅻ뇌신경)

- 척수신경은 운동신경을 내는 전근(앞뿌리), 감각신경을 받아들이는 후근(뒤뿌리)으로 구성되어 있고 이 전근과 후근은 추간공(척추사이구멍)을 나오기 직전에 합쳐져 혼합신경이 되는 31쌍의 말초신경으로 척수 양쪽을 출입

□ **자율신경계: 교감신경, 부교감신경**
- 자율신경은 생명유지에 필요한 활동 즉, 내장, 심장혈관, 호흡 등을 주관하는 불수의근인 민무늬근육, 분비샘 등의 무의식적인 조절기능을 담당
- 자율신경계에는 교감신경과 부교감 신경이 있고 이 두 신경은 몸의 기능조절, 항상성 유지를 위해 서로 길항적으로 작용

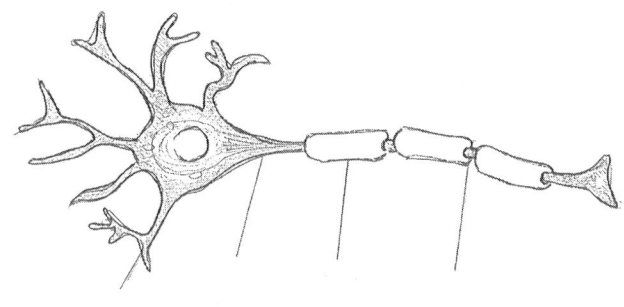

< 뉴런 >

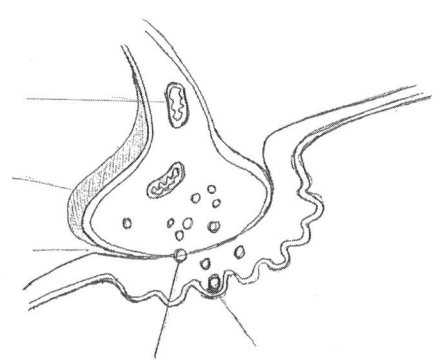

< 시냅스 >

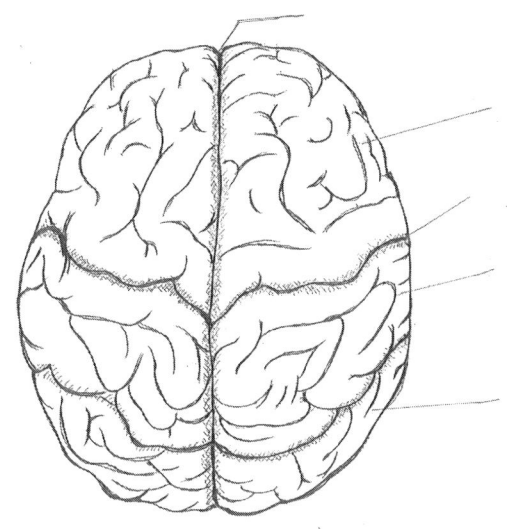

< 뇌의 외부 >

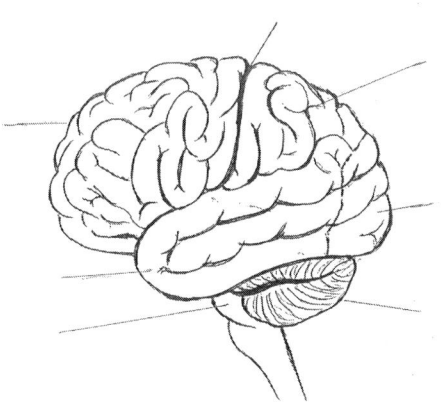

< 뇌의 외부 측면 >

대뇌반구(우)

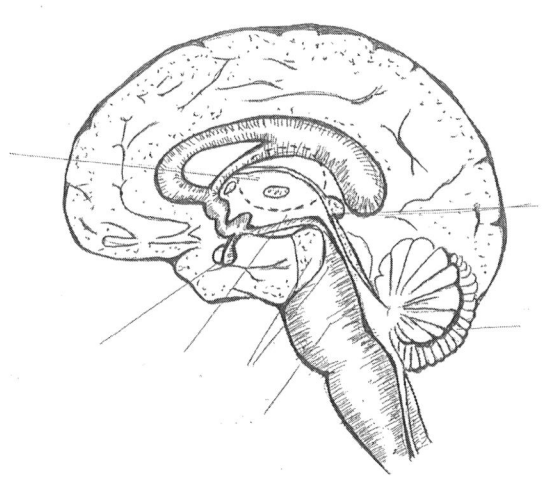

< 뇌의 시상단면 >

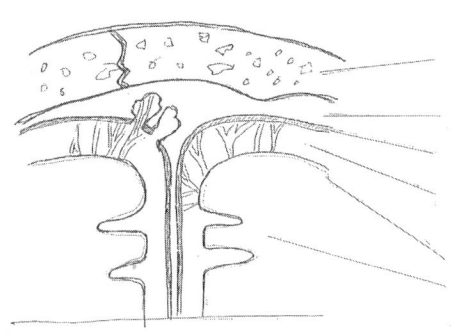

< 뇌의 보호막 >

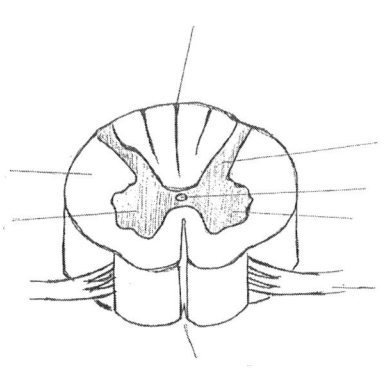

< 척수단면 (가로) >

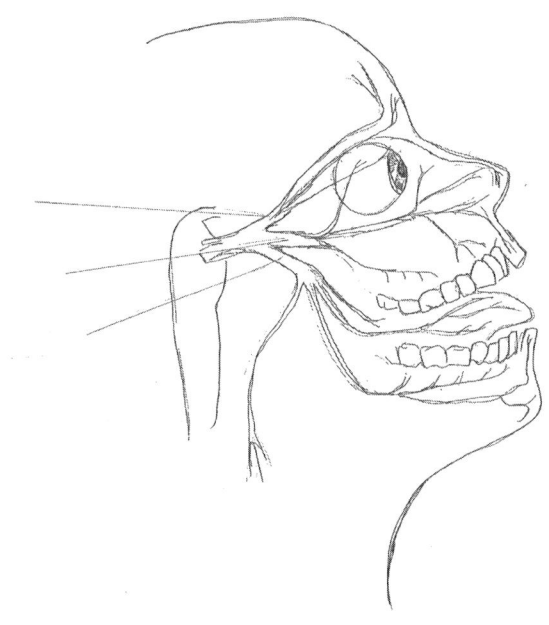
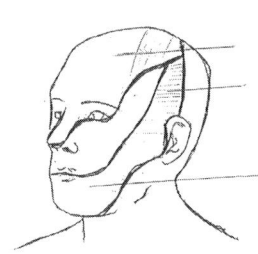

< 삼차신경 (제 Ⅴ뇌신경) >

제7장 순환계통

1. 개요
2. 심장
3. 혈관
4. 혈액
5. 순환
※ 연습문제

1. 개요

- 순환기계는 일정한 통로를 통해 혈액을 운반
- 순환기계는 심장, 혈액, 혈관으로 구성
- 심장은 속이 빈 공간을 갖는 근육형태로 혈액을 펌프질하여 전신으로 혈액을 보내주고 혈액은 혈관이라는 경로를 따라 이동
- 혈액은 동맥계와 정맥계의 혈관을 통해 전신을 순환하는데 동맥혈은 심장에서 전신으로 정맥혈은 몸에서 심장으로 운반. 정맥혈을 통해 심장으로 운반된 혈액은 폐를 거치면서 산소를 받아들임
- 순환계통은 영양소와 산소를 세포로 운반하고 이산화탄소와 노폐물을 세포에서 배설기관으로 운반하며 내분비샘에서 분비된 호르몬을 표적기관에 운반
- 순환계통은 체액평형과 산염기평형을 조절하여 인체가 항상성을 유지할 수 있도록 함

2. 심장

□ 구조
- 심장은 속에 빈 공간이 있는 근육형태이고 막에 쌓여있음
- 심장막은 외피(심장막)와 내피(심장내막)로 구성된다. 외피는 두 겹의 섬유층으로 구성되며 이 두 층 사이에는 작은 공간이 존재
- 심장은 횡격막 위 가슴중앙에서 왼쪽으로 약간 기울어져 위치
- 속이 빈 근육형태의 심장 안에는 4개의 공간이 있음. 위쪽은 심방(atrium), 아래쪽은 심실(ventircle)이라 하고 심방사이는 심방사이막, 심실사이는 심실사이막으로 구분되어 각각의 방과 실에 있는 혈액이 서로 섞이지 않는 구조
- 심장의 우심방과 우심실 사이에는 삼첨판, 좌심방과 좌심실 사이에는 이첨판(승모판)이라는 판막(valve)이 있어 혈액이 한 쪽 방향으로 흐르게 함
- 대정맥을 통해 우심방으로 들어온 혈액은 우심실을 지나 폐로 운반되고 폐를 지난 혈액은 좌심방으로 들어와 좌심실을 지나 대동맥을 지나 전신으로 이동

□ 기능
- 우심실에서 나온 혈액은 폐로 이동하고 폐에서 나온 혈액은 좌심방으로 이동
- 몸에서 우심방으로 운반된 혈액은 이산화탄소의 농도가 높고 세포대사과정에서 생성된 노폐물을 포함. 이 혈액은 우심방에서 우심실을 지나 폐에서 가스교환. 폐에서 가스교환을 통해 산소가 풍부해진 혈액은 좌심방으로 이동하고 좌심실을 통해 전신으로 공급됨
- 혈액이 우심실에서 폐로 이동하는 것은 폐순환, 가스교환 후 폐에서 좌심방, 좌심실을 통해 전신으로 이동하는 것은 체순환

□ 생리
- 심장은 자율신경계통의 신경흥분을 전달받음

- 전기자극전도계: 심장이 자율신경계통의 신경흥분을 전달받지 못하더라도 심장에서 자동적으로 발생하여 심장근육을 수축시키는 전기자극
- 전기자극전도계에 의해 심장은 율동적인 심장 수축을 일으키는 데 심장이 수축을 시작할 때부터 다음 수축이 시작될 때까지를 심장주기(cardiac cylce)라 하고 이런 수축을 심박동(heart beat)이라 함

- 심장의 자극전도계(conducting system)는 우심방벽에 있는 굴심방결절(동방결절, sinoatrial node)에서 발생. 이 자극은 방실결절, 방실다발(히스다발)을 지나 다발가지를 통해 심첨부위로 이동하고 심실벽내에 있는 전도 근섬유인 푸르키니에섬유로 전달됨. 푸르키니에섬유는 양쪽 심실벽내로 전기자극을 전달해 심실수축을 유발. 심방이 수축되면 판막을 통해 심방내 혈액이 심실로 이동하고, 심실이 수축되면 우심실에서는 폐동맥으로 좌심실에서는 대동맥으로 혈액이 이동. 심장주기를 시작하기 때문에 굴심방결절은 박동조율기(심박조율기, pacemaker)라고도 함

- 심전도(electrocardiogram; ECG): 피부표면에 전극을 부착하여 심장을 통해 흐르는 전기자극을 체표면에서 탐지하여 기록한 것. 안정상태에서 정상적인 심박동은 70~80회/분. 박동수는 호르몬, 이온, 체온 등의 영향을 받음. 에피네프린은 심박동을 증가시키고 체온이 증가해도 박동률이 증가함. 전해질 불균형도 박동수에 영향을 미침

3. 혈관

- 혈액을 혈관을 통해 전신을 순환
- 혈관은 동맥계와 정맥계로 나뉘고 모세혈관이 이를 연결
- 동맥계 혈관은 대동맥, 동맥, 소동맥으로 구성되고 정맥계 혈관은 대정맥, 정맥, 소정맥으로 구성됨

- 혈관벽의 구조는 대부분 내피(tunica interna), 중피(tunica media), 외피(tunica externa)의 3층으로 이루어져 있음
- 내피는 가장 안쪽에 있는 층으로 편평한 내피세포(편평상피세포)가 조밀하게 채워져 있는 형태. 중피는 평활근과 탄력조직으로 구성되어 수축과 이완작용을 해 혈관의 직경을 조절. 외피는 섬유조직으로 구성되어 혈관을 지지하고 보호

- 정맥은 동맥보다 혈관벽이 얇아 상대적으로 탄력이 떨어지고 압력이 낮아서 정맥혈이 심장방향으로 이동은 정맥 주변에 있는 골격근의 수축과 이완에 의함. 대정맥을 제외한 정맥에는 혈액의 역류를 막아주는 구조물인 판막이 존재

- 모세혈관은 내피로만 이루어져 있음. 이런 구조적 특징으로 인해 모세혈관벽을 통해 영양분과 산소를 조직세포에 공급하고 노폐물과 이산화탄소를 조직세포로부터 받아들임

- 혈관의 수축과 이완은 자율신경계의 지배를 받음

- 교감신경의 흥분성 증가는 혈관을 수축시켜 혈압 상승 유발
- 혈압(blood pressure) 혈관내벽에 미치는 혈액의 힘
- 혈액이 심장에서 체순환으로 들어가는 곳인 대동맥의 혈압이 가장 높은 부위
- 심장의 펌프작용 시 대동맥에 최대치 압력이 발생할 때를 수축기압(systolic pressure, 최고혈압), 대동맥압이 가장 낮게 내려가는 심실이완기의 혈압을 확장기압(diastolic pressure, 이완기혈압)이라 함. 건강한 성인의 경우 수축기압은 평균 120mmHg, 확장기압은 80mmHg

4. 혈액

- 혈액은 혈관속을 순환하는 물질로 순환계통의 한 부분
- 성인의 혈액량은 약 5~6L로 성인 체중의 8~9%를 차지
- 혈액은 액체성분과 고형성분으로 구성

- 혈장(plasma)은 혈액의 액체성분으로 맑은 담황색을 띠며 혈액의 약 55%를 차지
- 혈장은 약 92%의 물과 단백질, 약간의 염분, 혈장을 통해 운반되는 여러 물질들로 이루어짐
- 혈장속에 들어있는 단백질에는 알부민 글로불린, 섬유소원이 있음. 알부민은 교질삼투압의 역할을 담당하여 모세혈관벽을 통과하여 간질액으로 들어간 혈장이 혈액 속으로 돌아오는 것을 도와 혈장과 간질액사이의 체액분포를 조절
- 혈장은 산소를 제외한 대부분의 물질을 운반하는데 영양소, 호르몬, 노폐물 등이 혈장에 의해 운반됨

- 혈액의 고형성분은 혈구(blood cell)로서 혈액의 약 45%를 차지하며 적혈구, 백혈구, 혈소판 등이 있다. 혈구는 골수의 간세포에서 만들어짐

- 혈구의 대부분은 적혈구로 혈구의 95% 이상을 차지. 적혈구는 핵이 없는 중심부가 얇은 원반 모양의 세포이며 유연성을 지님. 적혈구는 분열능력이 없어 수명이 다하면 비장에서 파괴됨. 적혈구의 수명은 약 120일 정도. 적혈구는 산소와 이산화탄소를 운반. 적혈구의 거의 대부분을 구성하고 있는 혈색소(hemoglobin, Hb)는 산소와 이산화탄소 운반의 기능단위. 산소운반기능이 저하되면 빈혈

- 백혈구는 혈액 중 1% 이하를 차지하며 백혈구의 정상수치는 5,000~8,000개/ul. 감염이 되면 백혈구의 숫자가 빠르게 상승하므로 백혈구의 수적인 변화는 질병상태를 의미. 백혈구는 포식작용과 신체방어기능을 하고 인체의 면역에 관여. 백혈구에는 호중구, 호산구, 호염기구, 단핵구, 림프구 등이 있고 모양은 일정하지 않으며 핵을 갖고 있음. 백혈구는 과립을 포함한 세포질을 갖는 과립백혈구와 매우 작은 세포질내 과립을 갖는 무과립백혈구로 나뉘는데 호중구, 호산구, 호염기구는 과립백혈구, 단핵구와 림프구는 무과립백혈구

- 혈소판은 골수에 있는 거핵구 세포의 일부가 쪼개져 만들어진 것으로 핵이 없고 원반형 비슷한 모양이지만 불규칙한 형태이며 과립을 갖음. 혈소판은 출혈이 있을 때 혈액 응고에 관여
- 지혈: 인체에 출혈이 있을 때 출혈을 멈추게 하는 기전. 지혈은 출혈부위에 혈액소실을 줄이기 위한 혈관수축, 혈소판이 혈관 절단부위에 달라붙어 혈관벽에 생긴 구멍을 막는 혈소판 마개 형성, 혈장속 피브리노겐이 불용성의 피브린이 되어 혈병(피덩이)을 만드는 일련의 과정

5. 순환

- 혈액의 순환: 폐순환, 체순환, 간문맥순환

- 폐순환은 전신을 순환한 혈액이 우심방으로 들어와 우심실, 폐동맥, 폐모세혈관, 폐정맥을 지나 좌심방으로 들어가는 순환. 체순환을 하고 우심방으로 들어온 산소가 부족한 혈액은 폐모세혈관을 통과하는 동안 산소가 풍부해지고 산소가 풍부해진 혈액은 폐정맥을 지나 좌심방으로 운반됨

- 체순환은 폐순환을 거친 혈액이 좌심방에서 좌심실, 대동맥을 지나 신체의 모든 조직과 장기에 혈액을 공급하고 대정맥을 지나 우심방으로 돌아오는 순환

- 간문맥순환은 소화관의 정맥혈을 간으로 운반하는 정맥순환. 정맥은 혈액을 심장쪽으로 운반하는데 일부 정맥은 혈액을 다시 모세혈관으로 운반. 이런 정맥을 문맥이라 하는데 간문맥은 위, 창자, 지라, 이자, 쓸개의 모세혈관으로부터 정맥혈을 받아서 간으로 운반하여 간의 굴맥관(굴모세혈관), 간정맥을 지나 하대정맥에 유입됨. 소화관의 정맥혈이 간문맥을 지날 때 간세포는 혈액 속 영양소를 저장

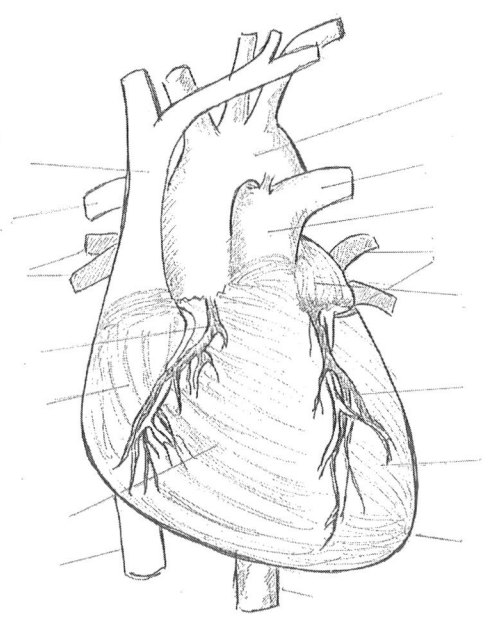

< 심장구조 표면 >

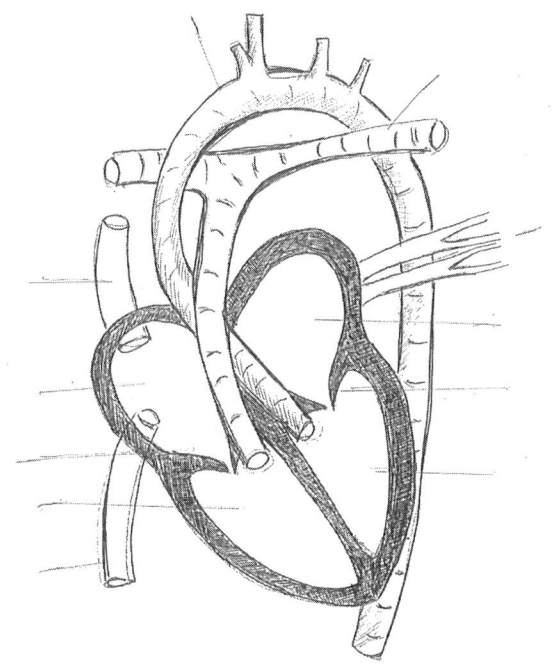

< 심장구조와 혈관 >

제8장 림프계통

1. 개요
2. 림프관
3. 림프기관
4. 인체의 방어기전
※ 연습문제

1. 개요

- 림프의 생성: 혈액은 모세혈관에서 모세혈관 사이 조직으로 새어 나온 후 다시 모세혈관으로 되돌아가지만, 일부는 조직사이에 머물게 되고 이 조직액(사이질액) 중 일부는 림프관으로 들어가게 됨. 이렇게 조직액이 림프관으로 들어간 것을 림프라고 함
- 림프의 성분: 조직액과 거의 같음. 림프는 생성된 부위에 따라서 단백질 함량이 높거나, 지방성분이 포함되어 있는 등 그 성분에 차이가 발생
- 림프의 흐름: 림프는 림프관, 림프절을 따라 흐르고 흉관과 우림프관으로 모아진 후 우쇄골하정맥으로 들어가 혈액으로 유입됨

- 림프계통은 물질을 수송하는 림프관과 면역에 관여하는 림프기관으로 구성됨
- 림프기관: 림프절, 비장(지라), 흉선(가슴선), 편도, 림프소절

2. 림프관

- 림프관: 림프가 지나가는 통로. 모세림프관, 림프관을 지나 림프줄기와 집합관을 지나 정맥으로 유입됨
- 모세림프관은 맹관형태로 시작되고 모세림프관이 모여서 판막이 있는 림프관이 됨. 림프관들이 모여 림프줄기를 이루고 림프줄기는 집합관인 흉관, 우림프관으로 연결됨
- 림프관에 있는 판막은 림프의 역류를 막아주는 역할을 하고 림프관에는 림프절이 존재

3. 림프기관

□ 림프절
- 림프절에서는 림프구를 생산하고, 림프 속의 이물질을 처리
- 림프절에는 림프를 림프절로 들여오는 수입림프관과 림프절 밖으로 운반하는 수출림프관이 연결되어 있음. 림프절에 연결된 수입림프관의 수가 수출림프관의 수보다 많고 림프절을 통과하면 림프관의 굵기가 굵어짐

□ 지라
- 인체에서 가장 큰 림프기관으로 혈액여과, 혈소판 제거, 혈액저장, 적혈구 파괴, 항체 형성, 혈액내 미생물 식작용 등의 역할

□ 흉선
- 흉선은 면역을 담당하는 림프구, 항체, 형질세포, 골수 세포를 만들어냄
- 흉선은 티모신을 분비해 T림프구의 성숙과 증식에 관여

☐ **편도, 집합림프소절(무리림프소절)**
- 편도는 입안과 인두의 경계에 있는 림프소절. 입이나 코를 통해 들어오는 해로운 물질을 식작용을 통해 제거
- 집합림프소절(파이어판, Peyer's patches)는 회장에서 볼 수 있는 림프소절로 림프소절에 있는 림프구와 대식세포가 창자의 세균이 복강으로 이동하는 것을 막는 역할

4. 인체의 방어기전

- 인체에는 감염에 대해 선천적, 후천적인 방어기전이 존재. 전자는 비특이적 방어기전 후자는 특이적 방어기전이라 함

☐ **비특이적 방어기전**
- 특정 병원체가 아닌 모든 병원체에 대한 무작위적인 방어작용. 피부와 같은 물리적 방어벽, 염증부위에서 일어나는 식세포작용, 자연살해세포의 암세포 죽이기, 염증반응 등이 비특이적 방어기전에 해당

☐ **특이적**
- 특이적 방어기전은 한번 노출된 적이 있는 병원체에 대해 선별적인 방어기전이 작동하는 것
- 후천적으로 획득되는 방어기전. 특이적 방어기전은 후천적으로 획득되는 면역반응으로 외부에서 유입된 인체에 해가 되는 이물질(항원)에 대해 인체에서 대응하는 물질(항체)를 생성하여 대응하는 것

- 면역반응에는 T림프구에 의해 매개되는 세포면역(세포성면역)반응과 B림프구에 의해 항체가 만들어져 대응하는 체액면역(액성면역)반응이 있음
- 알레르기는 외부항원에 대한 면역의 과잉반응으로 일반적으로는 인체에 해롭지 않은 항원을 병원체로 인식하여 과다한 반응을 일으키는 것. 두드러기, 천식같은 국소적 반응과 전신에 나타나는 과민성 반응인 아나필락시스가 있음
- 자가면역질환은 면역기구에 이상이 생겨 자신의 정상세포를 적으로 착각하여 공격하는 질병. 면역체계에서 병원체에 적절하게 대응하는 능력이 떨어지는 면역결핍증의 경우에 인체는 쉽게 병이 들고 회복속도가 느려짐

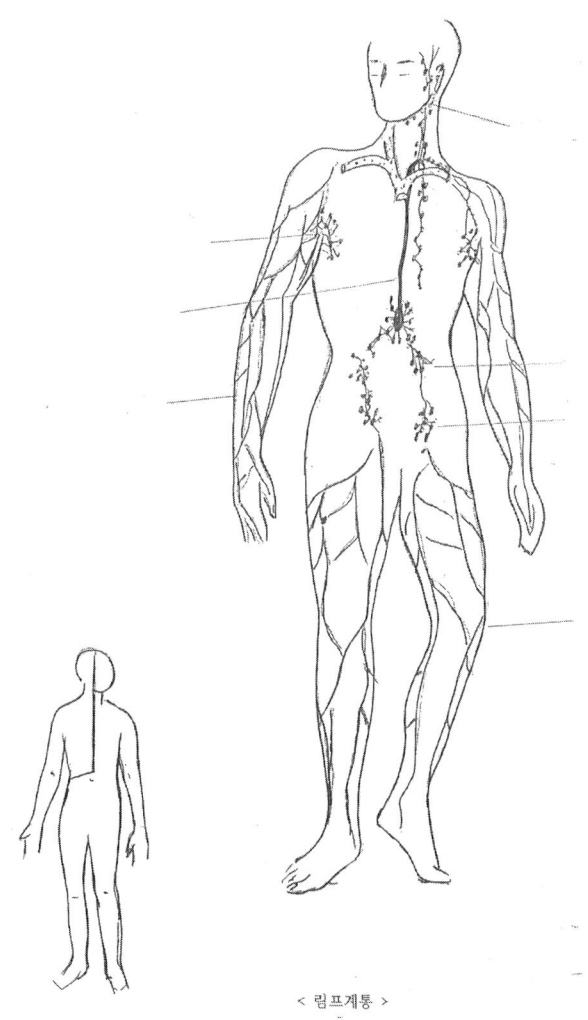

< 림프계통 >

제8장. **림프계통** ‖ 115

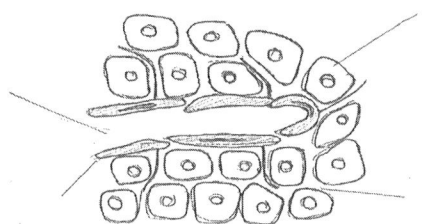

< 모세림프관 구조 >

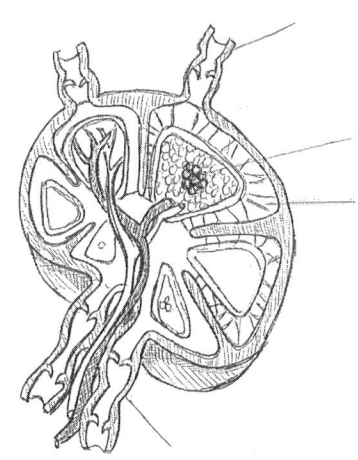

< 림프절의 구조 >

제9장 소화계통

1. 개요
2. 소화계통 구성
3. 소화계통 부속기관
※ 연습문제

1. 개요

- 인체는 생명활동에 필요한 에너지를 음식을 섭취, 소화시켜서 영양분을 흡수하여 얻게 되는데 소화계통에서 이런 기능을 담당
- 소화란 섭취한 음식물을 물리적·화학적으로 분해하고 영양분을 소화관의 표면을 통해 흡수하고 찌꺼기는 몸 밖으로 배출하는 과정. 소화는 소화계통에서 이뤄짐
- 소화계통은 구강에서부터 항문까지 구강, 인두, 식도, 위, 소장, 대장, 항문으로 구성되는 소화관과 치아, 혀, 담낭(쓸개), 소화샘으로 구성되는 부속기관으로 나눔

2. 소화계통 구성

□ 구강
- 소화관이 시작되는 곳으로 외부에서 입술을 통해 구강으로 음식물이 들어옴. 입천장은 연구개와 경구개로 이뤄져있고 구강 뒤쪽은 인두, 아래쪽은 혀, 가쪽은 뺨으로 둘러싸여 있음
- 치아는 음식물을 잘게 부수고 근육으로 구성된 혀는 맛, 온도, 질감을 느끼며 음식물의 저작과 연하를 도움
- 혀밑의 설소대는 음식물 연하와 말할 때 발음생성에 관여

- 치아는 생후 6개월 무렵부터 나타나는 유치(탈락치)는 6세~12세 사이에 영구치(간치)로 바뀜. 영구치는 모양과 위치에 따라 절치(앞니), 견치(송곳니), 구치(어금니)로 구분되며 성인의 영구치는 32개
- 상하악골의 치조부를 감싸고 있는 점막을 치은(잇몸), 치은 바깥으로 보여지는 치아를 치관(치아머리), 턱뼈에 박혀있는 부위를 치근(치아뿌리), 치관과 치근의 경계부위를 치경(치아목)이라 함
- 치관부의 안쪽은 상아질 바깥쪽은 사기질(에나멜질), 치근부는 상아질, 시멘트질로 구성되어 있음
- 침을 분비하는 타액선(침샘)은 소타액선과 대타액선으로 구성. 소타액선은 구강점막내에 흩어져 분포되어 있고 대타액선은 이하선(귀밑샘), 악하선(턱밑샘), 설하선(혀밑샘))
- 침샘에서는 하루 약 1.5l의 침이 만들어지고 침 속의 아밀라제는 음식물 속 녹말과 당분의 소화를 시작. 침 속의 라이소자임은 입속 세균 수를 감소시킴

□ 인두와 식도
- 인두는 음식물과 공기가 지나가는 길로 위치에 따라 코인두, 입인두, 후두인두로 나뉨
- 연구개는 코인두를 차단하고 후두개는 기도를 차단하여 음식물이 식도로만 가게 함
- 식도는 납작한 튜브 모양을 하고 있으며 음식물을 인두에서 위장으로 운반하는 통로로 인두에서 흉강, 횡격막을 지나서 위에 연결되어 있음. 식도는 점막층, 근육층, 장막층으로 이루어져 있음. 다층의 편평상피로 이루어진 점막층에서 분비된 점액질은 음식물의 이동을 돕고 근육수축에 의한 연동운동으로 음식물이 위로 이동하게 됨. 하부식도의 조임근은 위속의 음

식물이 식도로 역류하는 것을 막아줌

□ 위
- 위는 J자 모양의 속이 빈 주머니형태를 띠는 기관으로 횡격막 아래 복강의 좌측에 위치
- 위 속에 들어온 음식물은 위액과 위근육에 의해 화학적·물리적 소화과정을 거친 후 소장으로 이동
- 위는 안쪽부터 점막층, 근육층, 장막층으로 구성
- 위 점막층에서는 위산과 단백질을 소화시키는 소화효소, 점액 등을 분비
- 위 근육층은 세 개 층의 근육으로 이루어져 있는데 이 근육은 각각 종주근, 윤주근, 사주근으로서 연동운동을 통해 위액과 음식물을 섞어주고 소장방향으로 이동시켜줌
- 위는 미주신경의 지배를 받으며 미주신경이 자극되면 위 운동과 위샘의 분비작용이 증가

□ 소장
- 소장은 대부분의 음식이 소화되는 곳이며 길이가 약 6~8m로 소화관 중에서 길이가 가장 김
- 위와 연결되는 부위는 십이지장(샘창자), 중간 부분은 공장(빈창자), 마지막 부위는 회장(돌창자)
- 십이지장은 이자의 머리 부분에 위치하며 C자 모양. 십이지장에 있는 대십이지장유두(큰창자샘유두)로 총담관(온쓸개관)과 췌관(이장관)이 연결되어 담즙과 이자액이 십이지장으로 유입되고 여기서 화학적 소화작용이 왕성하게 일어남
- 소장벽의 융모는 소화된 영양물질을 흡수
- 회장의 점막안에는 집합림프소절(무리림프소절)이 있음

□ 대장
- 대장은 소장의 끝부분과 연결된 부위부터 맹장(막창자), 결장(잘록창자), 직장(곧창자)으로 나뉘어짐
- 맹장은 주머니모양을 띠고 있으며 충수돌기(막창자꼬리)가 맹장에 붙어 있음
- 결장은 상행결장(오름잘록창자), 횡행결장(가로잘록창자), 하행결장(내림잘록창자), S상결장(구불잘록창자)으로 나뉨. S상결장은 직장(곧창자)으로 이어짐
- 직장의 끝부분은 항문관이라 하고 외부로의 개구부는 항문

- 대장에서는 소장을 지나며 영양분이 흡수되고 내려온 찌꺼기에서 소화가 덜 된 물질을 분해하고 전해질과 수분을 흡수. 대장에서의 수분흡수와 느린 연동운동으로 대변이 형성되고 직장이 대변으로 채워지면 배변반사가 일어나 몸 밖으로 배출

3. 소화계통 부속기관

□ 간
- 인체에서 가장 큰 선장기로 횡격막 아래 위치하고 암적색을 띠며 우엽과 좌엽의 두 구역으로 나뉘어짐

- 간세포는 담즙을 분비하고 간에서 만들어진 담즙(쓸개즙)은 간관과 담낭관을 통해 담낭(쓸개)에 저장. 담즙은 십이지장에 분비되어 지방 소화에 관여
- 간은 당대사, 지질대사, 단백질 대사에 관여

□ **담낭(쓸개)**
- 간의 오른쪽 아래에 위치하며 서양배 모양을 띰
- 간에서 생성된 담즙을 저장하고 있으며 소장에서 소화가 진행될 때 담즙을 십이지장으로 분비
- 쓸개즙의 주요성분은 쓸개즙색소와 쓸개즙염. 쓸개즙색소의 주성분은 빌리루빈으로 소변과 대변의 색을 냄. 쓸개즙염은 콜레스테롤 유도체로 지방의 유화작용을 일으켜 소장에서 지방의 소화를 도움

□ **췌장(이자)**
- 췌장은 위의 뒤쪽에 수평으로 위치하며 길과 납작한 형태
- 췌장의 외분비샘에서는 소화효소를 분비하고 분비된 소화효소는 체관(이자관)이나 부췌관(덧이자관)을 통해 소장으로 분비. 췌장에서 분비되는 소화효소는 트립신, 아밀라제, 리파제

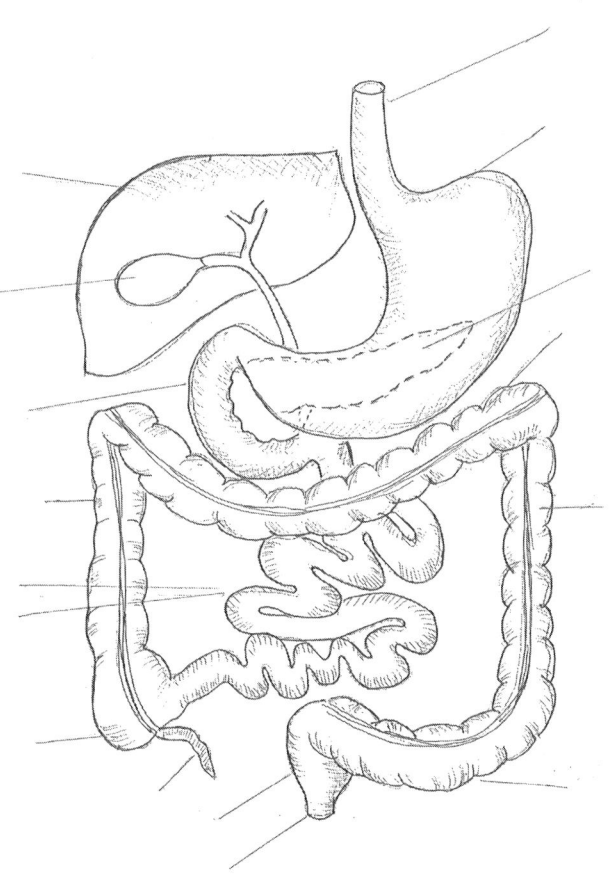

< 소화기계통 >

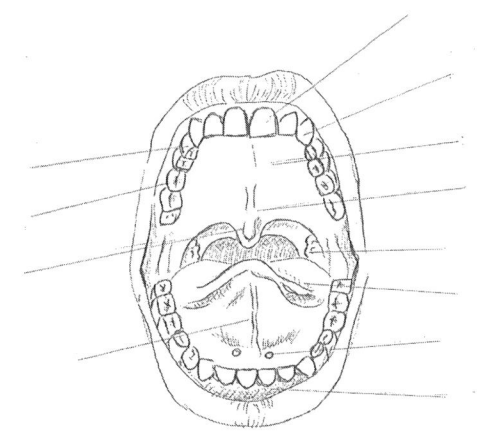

< 입안 구조 >

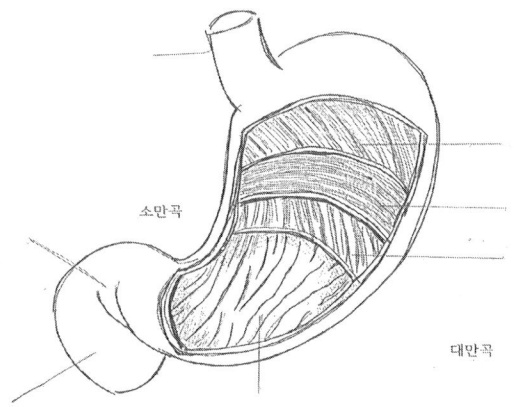

< 위의 구조 >

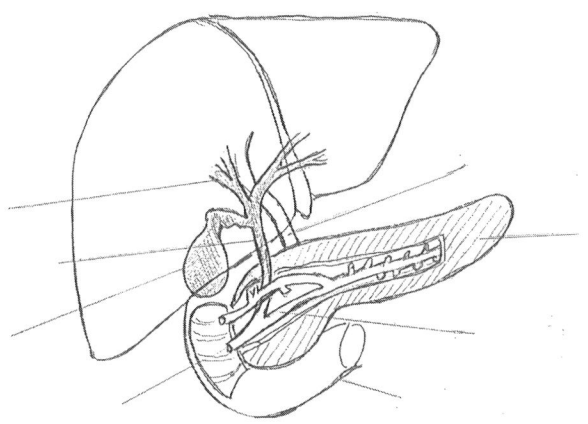

< 간, 췌장, 담낭 >

제10장 호흡계통

1. 개요
2. 호흡기계통 구성
※ 연습문제

1. 개요

- 산소를 받아들이고 이산화탄소를 배출하는 호흡활동. 인체는 호흡을 통해 산소를 세포에 공급하고 세포는 대사활동으로 발생한 이산화탄소를 배출
- 폐까지 대기에 있는 공기가 능동적으로 이동하는 것은 환기(ventilation), 혈액에 산소가 공급되고 이산화탄소가 제거되는 가스교환은 호흡(respiration)
- 호흡은 외호흡(바깥호흡)과 내호흡(속호흡)으로 나뉨. 외호흡은 폐 내부로 공기를 받아들여 폐포(허파꽈리)와 폐모세혈관에서 외부에서 들어온 산소를 받아들이고 이산화탄소를 내보내는 것이고 내호흡은 모세혈관과 조직사이에서 산소와 이산화탄소를 교환하는 것
- 호흡계통은 인체에 산소를 공급하고 이산화탄소를 제거하는 역할을 하며 호흡 시 기체가 이동하는 통로와 가스교환이 일어나는 곳으로 구성되어 있음

2. 호흡기계통 구성

□ 비강(코안, nasal cavity)
- 비강은 코의 뒤쪽공간으로 인두로 연결됨
- 비강은 호흡 시 공기가 지나가는 길. 공기는 코안을 통과하면서 먼지가 걸러지고 비갑개(코선반) 구조가 있어 기체의 온도와 습도가 조절되어 폐로 이동
- 비강을 형성하는 뼈는 뼈 속에 공기가 차 있는 빈 공간이 존재하고 이 공간은 비강과 연결되어 있어 부비동이라 불림

□ 인두
- 인두는 상피조직으로 깔때기 모양을 하고 있으며 속이 빈 형태의 뼈대근육
- 인두로는 음식과 공기가 통과
- 인두는 위치에 따라 비인두(코인두), 구강인두(입인두), 후두인두로 나뉨

□ 후두
- 후두는 인두와 기관 사이에 위치. 후두에는 탄력연골로 이루어진 후두개(후두덮개)가 있음
- 후두개는 음식물을 삼킬 때 후두를 닫아주는 뚜껑 역할을 해 음식물이 기도가 아닌 식도로 가게 함
- 후두에는 성대가 있어 후두연골에 붙어있는 근육들이 수축할 때 소리를 만들어냄. 발성기관

□ 기관과 기관지
- 기관은 대기의 공기를 폐로 보내거나 폐의 공기를 밖으로 내보내는 통로 역할
- 기관은 후두아래부터 흉강까지 걸쳐 있는 탄력성을 가진 점막성 관으로 C자모양의 기관연골이 층층이 싸여있는 구조이며 기관 뒤쪽으로는 식도가 위치
- 기관은 흉추 5번째 높이에서 좌우로 갈라져 기관지가 됨. 이것을 일차 기관지 또는 주기관지라고 함

- 좌우 일차 기관지는 폐속으로 들어가 점차 분지되어 엽기관지, 구역기관지, 세기관지, 종말세기관지, 호흡세기관지, 폐포관(허파꽈리관), 페포낭(허파꽈리주머니), 폐포(허파꽈리)로 됨
- 실제 가스교환을 담당하는 호흡영역은 호흡세기관지, 폐포관, 폐포낭, 폐포

□ 폐(허파)
- 폐는 원추형 모양으로 횡격막위 흉상내에 좌우 한 쌍으로 있으며 우폐는 상중하의 3개의 엽으로 좌폐는 상하의 2엽으로 구성
- 좌폐는 심절흔(심장패임)이 있어 우폐보다 좀 작음
- 폐동맥과 폐정맥은 폐에서 가스교환을 담당하고 기관지동맥과 기관지정맥은 허파조직에 영양분을 공급

□ 흉곽(가슴우리)
- 흉곽은 늑골, 늑연골, 흉골, 척추뼈로 이루어졌으며 허파, 심장, 등을 보호
- 흉곽으로 형성된 흉강내에 폐가 위치하며 좌우폐는 종격(가슴세로칸)에 의해 나누어져 있음
- 흉곽은 호기와 흡기에 흉곽의 용적을 변화시켜 호흡을 도와줌. 흡기에는 횡격막과 외늑간근이 수축하여 흉곽의 용적이 늘어나 호기동안은 횡격막을 이완시켜 흉곽용적이 줄어듬

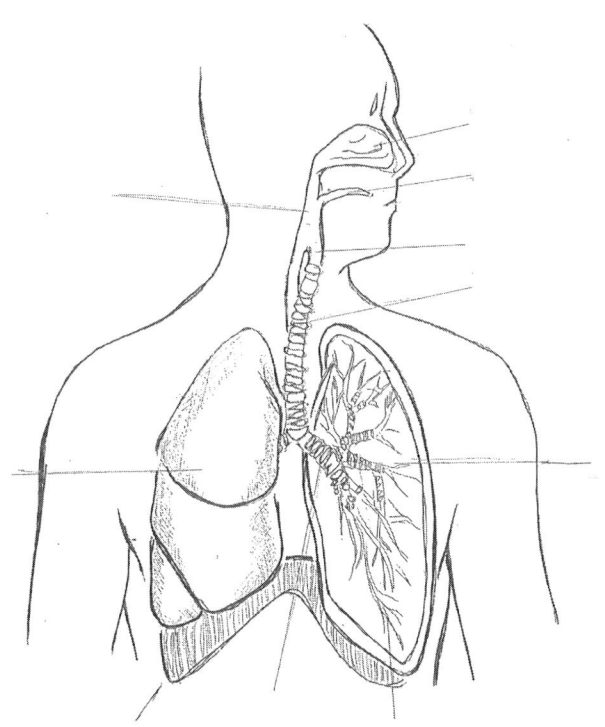

< 호흡계통 >

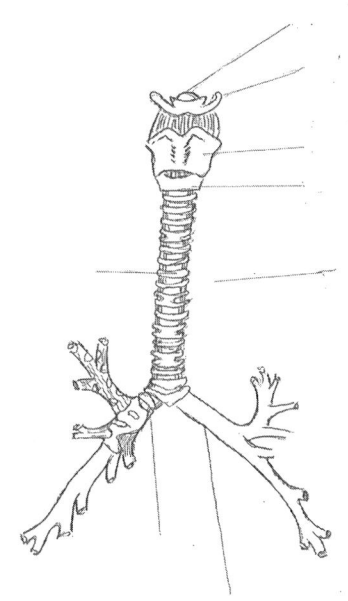

< 후두와 연결된 기관, 기관지 (앞) >

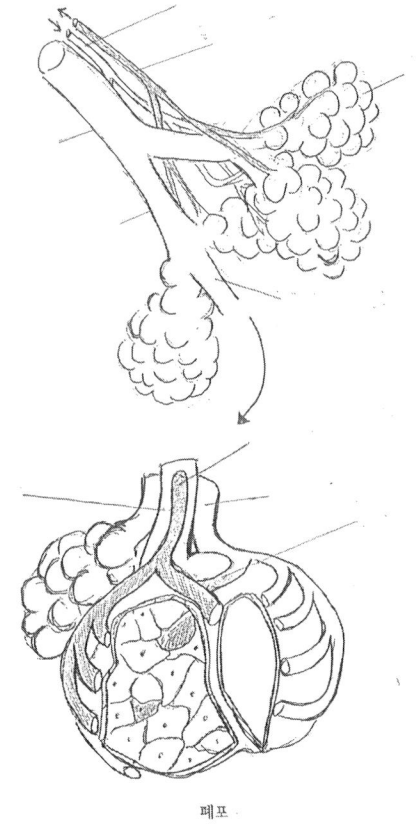

폐포

< 세기관지, 폐포 >

제11장 비뇨계통

1. 개요
2. 비뇨계 구성
※ 연습문제

1. 개요

- 비뇨계통은 체내의 노폐물 중 요소, 요산 같은 질소화합물을 소변을 만들어 소변과 함께 배설
- 소변을 통해 노폐물을 배설하고 인체의 전해질 균형 조절, 수분 조절
- 비뇨계통은 소변을 만드는 신장(콩팥), 소변을 방광으로 운반하는 길인 요관, 소변을 저장하는 방광, 소변을 인체 밖으로 배출하는 통로인 요도로 구성
- 소변은 여과, 재흡수, 분비 과정을 거쳐 생성

2. 비뇨계 구성

□ 신장
- 신장은 강낭콩 모양으로 제 12흉추에서 제 3요추 사이 허리 뒤쪽에 위치하며 한 쌍을 이루고 일부는 횡격막에 싸여 있음. 오른쪽 신장은 간의 영향으로 왼쪽 신장보다 약 1.5cm 아래에 위치
- 신장은 신장피막이라는 섬유성 막에 싸여 있고 움푹 파여서 신장을 강낭콩 모양으로 만드는 부위는 신문(renal hilum)이라 부르며 혈관, 신경이 출입하는 곳
- 신장의 내부구조는 가장 바깥층을 피질(겉질), 중간층을 수질(속질), 안쪽 층을 신우(콩팥깔때기)로 나눔
- 신장 피질에는 혈관이 많이 분포하여 혈액은 피질에서 여과되고 수질을 지나 신우로 소변이 모이게 됨. 신문에서 요관과 이어지는 신우는 소변을 요관으로 보내고 요관은 소변을 보관하고 있다가 방광으로 소변을 운반

□ 신장단위(신원, nephron)
- 신원은 신장에서 소변을 형성하는 기능적·구조적 단위로 1개의 신장에 100~300만 개가 있음
- 신원은 신소체(콩팥소체, renal corpuscle)와 세뇨관(세관, renal tubule)으로 구성
- 신소체는 사구체(토리)와 사구체낭(토리주머니, 보우만 주머니)로 구성
- 세뇨관은 근위곡세뇨관, 헨레고리(loops of Henle), 원위곡세뇨관으로 구성
- 사구체에서는 여과가 근위곡세관에서는 재흡수가 이루어지고 원위곡세관에서는 나트륨이온을 재흡수

□ 요관
- 요관은 신장에서 생성된 소변을 방광까지 운반하는 가늘고 긴 관으로 좌, 우 2개가 있음.
- 요관벽은 3층으로 구성되어 있으며 내층은 이행상피로 이루어진 점막, 중층은 평활근, 외층은 섬유성 막
- 요관의 근육층은 1분에 1~5회의 연동운동을 하고 이 연동운동에 의해 소변이 소량씩 방광으로 이동

□ **방광**
- 방광은 골반의 치골결합 뒤쪽에 위치하는 속이 빈 주머니 모양의 기관으로 복막에 덮여있음
- 방광은 이행상피로 덮여있고 평활근으로 이루어져 신축성이 큰 근육낭으로 소변이 모여서 방광이 차 늘어나면 배뇨를 시작

□ **요도**
- 요도는 방광에서 체외로 이어지는 가는 근육성 관으로 소변을 방광에서부터 몸 밖으로 배출하는 통로
- 요도 길이는 남성과 여성이 다른데 남성은 15~20cm, 여성은 3~4cm 정도
- 속요도조임근과 바깥요도조임근의 수축을 조절함으로써 배뇨를 억제

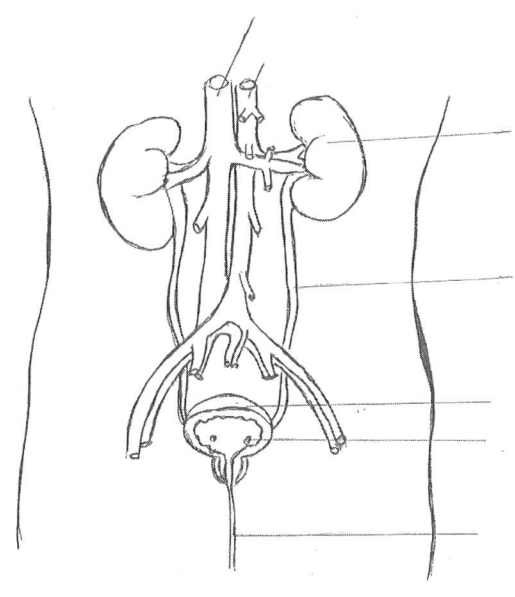

< 비뇨계통 >

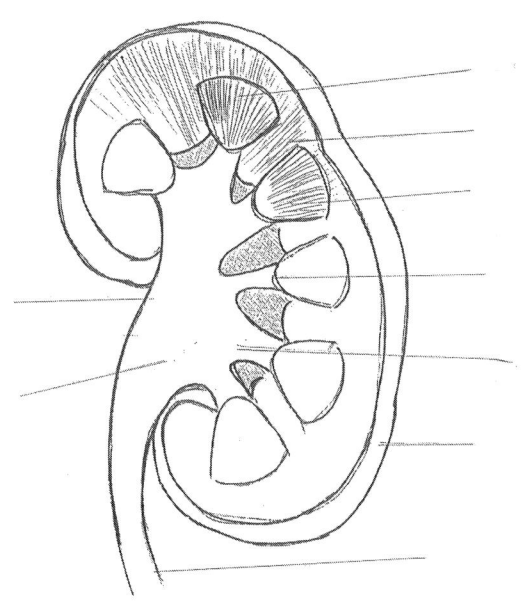

< 신장 구조 >

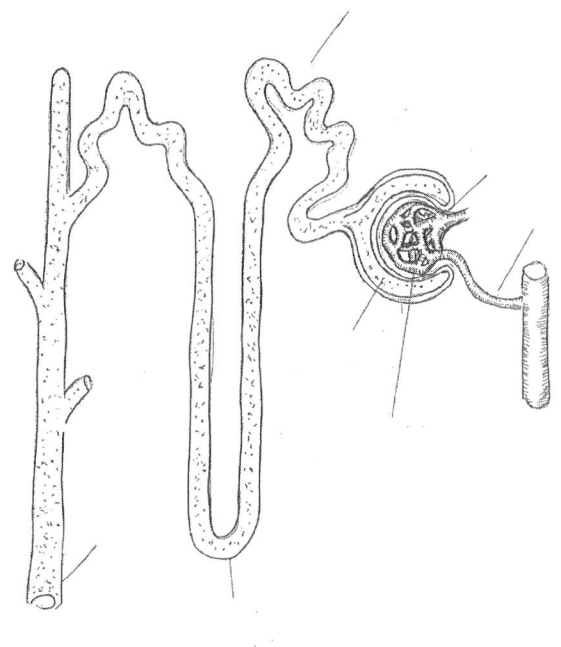

< 네프론 >

제12장 생식계통

1. 개요
2. 생식계 구성
※ 연습문제

1. 개요

- 생식계통은 새로운 생명체를 만드는 일에 관여하는 기관계
- 생식기관은 생식기라 불리며 생식기는 1차생식기와 2차 생식기로 나뉨
- 생식세포의 발달을 돕는 생식샘인 남성의 고환, 여성의 난자를 1차 생식기관이라 하고 수정과 착상 등 생식과정에 도움을 주는 여러 부속기관을 2차 생식기관이라 함

2. 생식계 구성

□ **남성생식기계**
- 남성생식기는 내부생식기와 외부생식기관으로 구성
- 내부생식기는 생식샘인 한 쌍의 고환, 정자의 성숙이 일어나는 부고환, 부고환과 사정관을 연결하는 정관, 요도에 개구하는 사정관 등이 있고 외부생식기관으로는 정액전달기관인 음경과 음낭, 부속샘인 전립샘, 망울요도샘(요도구선) 등이 있음

- 고환은 음낭 안에 위치하는 한 쌍의 타원형의 실질기관으로 정자를 생산하고 남성호르몬인 테스토스테론의 합성과 분비를 담당
- 고환 속 정세관에서 정원세포(정조세포, spermatogonia)가 유사분열과 감수분열은 거쳐 정자세포가 된 후 성숙하여 정자가 됨. 고환에서 생성된 정자는 부고환에서 성숙하고 운동성을 갖게 됨
- 전립선은 골반안 방광바닥에 붙어 있고 약한 알카리성의 정액을 분비. 전립선은 요도를 감싸고 있는 형태로 전립선이 비대해지면 요도를 압박해 배뇨장애가 발생

□ **여성생식기계**
- 여성의 생식기는 1차 생식기인 난소, 2차 생식기인 난관, 자궁, 질, 외음부, 유방, 골반 관련 구조물들로 구성
- 여성생식기관은 난자의 생성과 성숙을 담당하는 생식샘과 여성호르몬을 분비하는 내분비샘 기능을 담당
- 여성생식기관에서 분비되는 호르몬은 여성의 2차 성징을 발달시키고 수정란 착상을 도우며 임신 시 분만까지 임신을 유지시키는 역할

- 난소는 회백색의 난원형이며 그 크기는 길이 약 3cm, 폭 약 2cm, 두께 약 1cm 정도
- 난소 표면에 있는 난소문을 통해 혈관, 신경이 출입
- 난소는 치밀결합조직으로 이루어진 부위인 외측피질과 피질의 깊은 부위로 성긴결합조직으로 구성된 내측수질로 나뉨
- 난소 내측수질에는 혈관, 림프관, 신경이 분포
- 난소 피질에 포함된 난포는 난모세포와 다양한 세포로 구성되는데 이 난포가 커지면 성숙난포가 되고 이것이 터져서 이차난모세포를 배란

- 두배수체(2n) 상태인 미성숙한 일차난모세포는 사춘기에 난포자극호르몬(FSH)의 자극을 받아 난포 내부에 난포강이 생기고 난포액이 차게 되는 성숙난포인 포상난포가 됨. 포상난포는 난소피질로 이동하여 난소표면에서 파열되고 이때 난모세포가 복강으로 배출되는데 이를 배란이라 함. 배란은 홑배수체(n)인 이차난모상태에서 일어남. 배란이후 임신이 되면 난포는 황체가 되어 임신유지를 위한 호르몬을 분비

- 난관(자궁관, uterine tube)은 나팔관이라고 불리며 난소에서 자궁으로 이차난모세포를 운반하는 통로. 난관은 난소를 가까이에서 싸고 있는 형태로 난소와 직접 연결된 것은 아님. 난소는 자궁에서 부터 협부, 팽대부, 난관누두(자궁관깔때기)고 구성됨. 난관누두 끝부분은 술이 달린 모양으로 난관채(자궁관술)라 불림

- 자궁(uterus)은 뒤집힌 서양배 모양으로 방광과 직장 사이에 위치. 자궁은 질속에 있던 정자가 난관에 가기 위해 지나가는 통로이며 수정된 난자가 착상하고 태아가 자라는 장소
- 자궁은 질과 연결된 부위인 자궁경부(자궁목), 자궁몸통, 난관이 부착되는 부위인 둥근 지붕모양의 자궁바닥으로 나뉨
- 자궁벽은 바깥막, 근육층, 자궁내막(자궁속막)의 3개의 층으로 구성됨. 자궁내막은 점막으로 이루어져 있으며 표층인 기능층과 깊은 부위인 바닥층으로 나뉨. 자궁내막은 월경주기에 따라 월경기, 증식기, 분비기, 월경전기의 주기적인 변화를 일으킴

- 질(vagina)은 앞뒤로 편평한 약 7~10cm 정도의 관모양의 기관으로 자궁에서 신체외부까지 이어지는 기관이며 정자가 지나가는 길, 태아가 나오는 산도

- 외음부에는 음핵, 소음순, 대음순, 대전정선(Bartholin's gland, 큰질어귀샘) 등이 해당
- 대음순은 외음부의 피부융기로 좌우에서 외음부의 외곽을 형성하며 음모가 나있음. 소음순은 대음순의 안쪽에 대음순과 평행하게 있는 피부주름으로 안쪽은 점막으로 이루어져 있고 음모는 없음
- 대전정샘은 질구 양측에 있는 작은 샘으로 백색의 점액을 분비하여 남성의 망울요도샘과 같은 역할
- 음핵의 본체는 음경과 같은 해면조직이고 음핵귀두는 좌우 소음순이 합쳐지는 곳에 나와 있음
- 편평한 곤봉모양의 정맥총인 전정구(질어귀망울)는 대음순 밑에 위치하며 남성의 요도망울과 요도해면체처럼 발기조직으로 작용

- 유선(mammary gland, 젖샘)은 피부샘의 일종으로 땀샘에서 진화한 것으로 산모에서 젖을 분비하는 여성생식계통의 부속기관
- 유방은 대흉근 위, 제2늑골~제6늑골 사이 및 흉골에서 겨드랑이 사이에 위치
- 유선은 분만 후에 유즙이 분비되는 유선엽(젖꽃판샘), 각 유선엽에서 유즙이 유두로 이동하는 통로인 유관, 유관이 유두로 개구하기 전 약간 넓어지는 유관동(젖샘관팽대), 유두주변의 유륜(젖꽃판) 등으로 구성

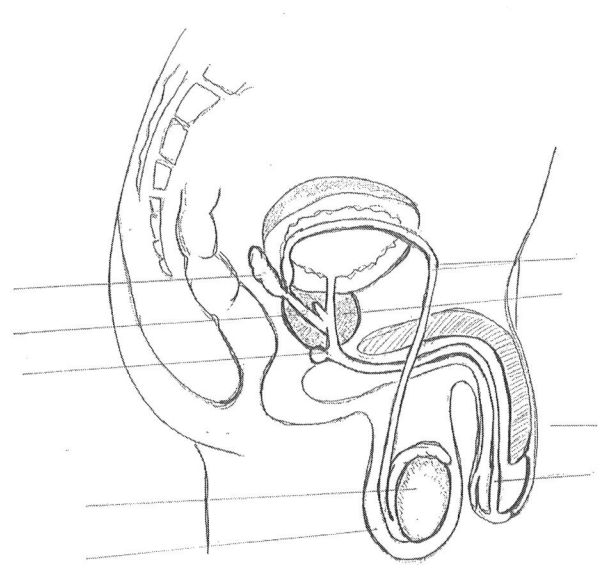

< 남성 생식기 >

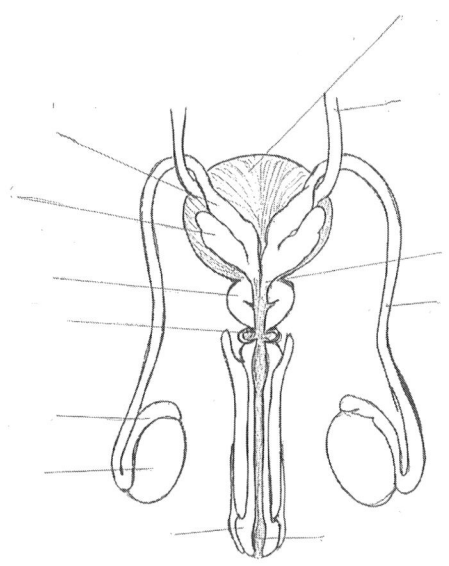

< 남성생식기와 부속샘 >

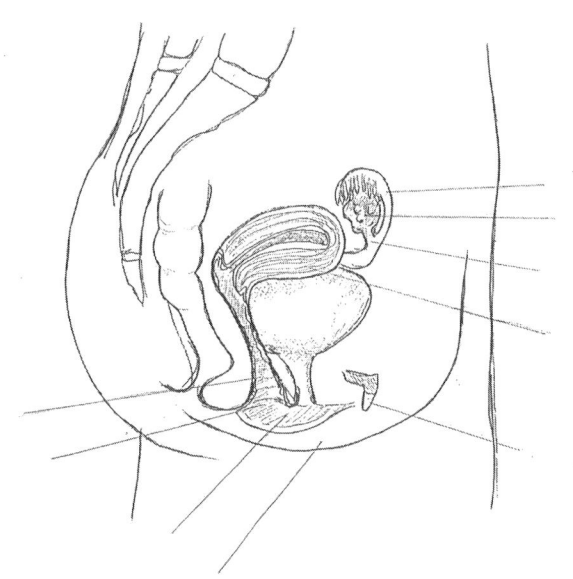

< 여성 생식기 >

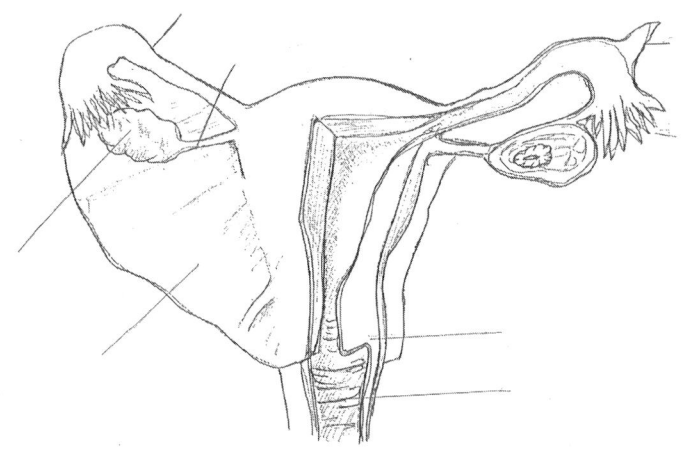

< 여성의 생식기관 >

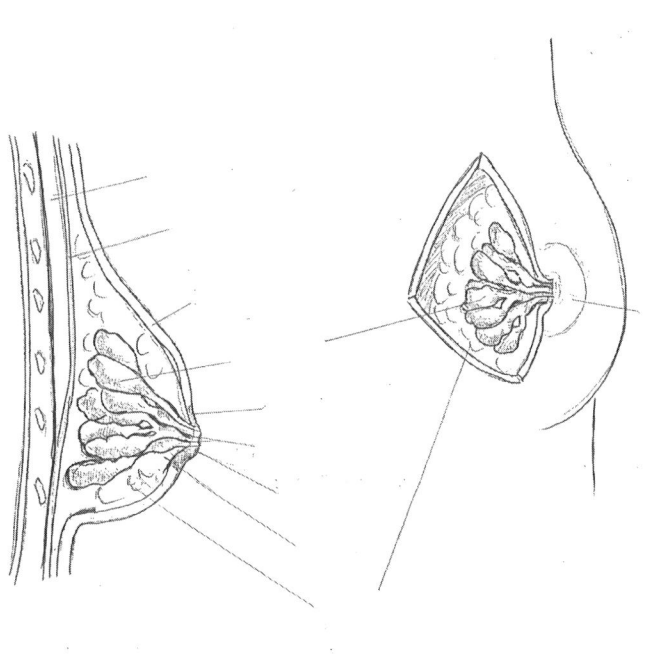

< 성인여성 유방 구조 >

제13장 내분비계통

1. 개요
2. 내분비계통 구성
※ 연습문제

1. 개요

- 내분비계통의 기능은 호르몬을 분비.
- 여러 내분비샘 및 기관에서 분비된 호르몬은 혈액과 함께 순환하다 특정 호르몬에 반응하는 세포에 인식되어 작용하게 되는데 이때 호르몬에 반응하는 장기를 표적기관이라 함
- 인체의 선조직은 분비관을 통해 직접 분비하는 한선, 타액선, 점액선 같은 외분비선과 도관 없이 혈액을 통해 이동하는 내분비선으로 나뉨

- 호르몬은 발육 및 성장의 조절, 대사조절을 통한 내부환경의 유지, 항상성 유지, 스트레스에 대한 저항, 생식 같은 인체의 광범위한 조절과 협동에 관여. 호르몬은 소량으로도 전달물질로서의 역할을 수행. 호르몬의 과다 또는 결핍은 장애를 초래

- 호르몬은 화학적 구조에 따라 스테로이드 호르몬, 단백질 및 펩티드호르몬, 아민호르몬의 3종으로 구성
- 스테로이드는 콜레스테롤에서 유래된 것으로 성호르몬과 부신피질호르몬이 이에 해당
- 단백질과 펩티드호르몬은 뇌하수체전엽, 뇌하수체중간엽, 부갑상선, 췌장의 랑게르한스섬, 소화관내분비세포와 신경분비세포에서 분비
- 아민호르몬으로는 갑상선의 티록신, 부신수질의 노르에피네프린, 송과체의 멜라토닌이 있음

- 인체내 명령전달 수단에는 신경과 호르몬이 있음. 내분비계와 신경계는 신체발육조절과 항상성 유지에 관여하는 조절계로서 유사한 기능을 수행. 호르몬은 내분비기관에서 혈액중으로 분비되고 혈액에 의해 온몸으로 퍼지며 다양한 명령을 전달하는 혈액 중의 물질. 호르몬은 반대작용을 하는 호르몬과 유사작용을 하는 호르몬이 있음

- 호르몬의 분비 수준은 시상하부와 뇌하수체의 음성되먹임에 의해 조절. 시상하부는 뇌하수체전엽에서 방출되는 호르몬을 조절하고 뇌하수체전엽에서 분비되는 호르몬은 인체 내 다른 내분비샘에서 방출되는 호르몬을 조절

2. 내분비계통 구성

☐ **뇌하수체**
- 뇌하수체는 뇌의 가운데에 위치한 콩알크기만한 타원형의 내부샘으로 시상하부 밑, 접형골 위에 위치. 뇌하수체는 시상하부에서 오는 명령을 받아 다른 내분비 샘을 조절하는 지배샘 역할. 뇌하수체는 전엽과 후엽으로 구성

- 뇌하수체 전엽은 뇌하수체의 75%를 차지하며 내분비샘의 고유한 기능을 가지고 있어 선뇌하수체(샘뇌하수체, 선하수체)라고 함

- 뇌하수체전엽에서 분비되는 호르몬은 4종의 자극호르몬과 2종의 종말호르몬. 자극호르몬은 시상하부에서 뇌하수체전엽으로 보내진 호르몬을 받아 뇌하수체전엽에서 다른 내분비샘을 조절하는 호르몬을 분비하는 것
- 뇌하수체전엽에서 분비된 자극호르몬인 갑상선자극호르몬(TSH), 부신피질자극호르몬(ACTH), 황체형성호르몬(LH), 난포자극호르몬(FSH)은 혈류를 따라 이동하여 인체 내 다른 내분비샘에서 방출되는 호르몬을 조절
- 갑상선자극호르몬(TSH)은 갑상선에 작용해 갑상선 호르몬을 분비. 갑상선 자극호르몬의 양에 비례해서 갑상선 호르몬을 분비
- 부신피질자극호르몬(ACTH)은 부신피질에서 당류코르티코이드 호르몬의 분비를 자극. 황체형성호르몬(LH)은 여성의 경우 난소에 작용해 배란을 일으키게 하고 황체 형성을 촉진. 황체형성호르몬은 남성의 경우는 고환에 작용해 남성호르몬의 분비를 촉진
- 난포자극호르몬(FSH)은 여성의 경우 난소의 원시난포의 성숙을 촉진하고 에스트로겐의 분비를 촉진하고 남성의 경우는 고환에 작용해 정자형성을 촉진
- 종말호르몬에는 성장호르몬과 프로락틴이 있음
- 성장호르몬(GH)은 조직성장을 빠르게 함. 소아기에 성장호르몬이 과잉현상을 보이면 거인증, 부족하면 소인증. 성인에서 성장호르몬 과잉현상을 보이면 말단비대증. 성장호르몬은 단백질합성을 촉진하는 작용도 하며 혈당도 높임
- 프로락틴(황체자극호르몬, LTH)은 유선에 작용해 유즙분비를 촉진해 유즙 생산을 증대시키고 황체에도 작용해 호르몬을 분비시키므로 황체자극호르몬이라고도 부름

- 뇌하수체후엽은 시상하부에 있는 뉴런의 축삭이 뇌하수체후엽까지 확장되어 있어 신경하수체(신경뇌하수체)라고 함. 시상하부호르몬인 옥시토신(분만촉진호르몬)과 항이뇨호르몬(ADH)이 과립형태로 축삭을 따라 이동하여 뇌하수체후엽의 축삭종말에 저장되었다가 필요시 혈류로 분비
- 항이뇨호르몬은 혈류를 통해 순환하다가 신장에 도달하여 신장의 세뇨관에 작용하여 신장이 수분을 더 많이 재흡수하게 하여 즉, 배뇨를 억제하여 배뇨로 인한 체액 손실을 줄여 체액량을 증가시킴
- 옥시토신은 임신말기의 자궁 평활근의 수축을 촉진하고 수유 중에 유선의 평활근을 수축시켜 저장되어 있던 유즙을 사출시킴

□ 갑상선
- 갑상선은 목 앞쪽 갑상연골(방패연골) 부위의 나비모양의 적갈색 내분비선으로 무게는 약 20~30g
- 갑상선에는 두 종류의 내분비세포가 있어서 소포세포에서는 티록신(T_4), 삼요오드티로닌(T_3), 소포곁세포에서는 칼시토닌을 분비. 티록신과 삼요오드티로닌은 세포대사율에 영향을 미치고 칼시토닌은 혈중 칼슘과 인산 농도를 조절
- 갑상선호르몬의 합성과 분비는 뇌하수체전엽에서 분비되는 갑상선자극호르몬(TSH)에 의해 조절. 되먹임기전에 의해 혈중의 티록신 농도가 높아지면 갑상선자극호르몬의 분비가 억제되고 갑상선호르몬이 많이 사용되어 혈중 티록신 농도가 낮아지면 갑상선자극호르몬의 분비가 촉진됨
- 갑상선호르몬의 과잉분비를 갑상선기능 항진증이라 하고 온몸의 대사가 활발한 상태가 됨

- 갑상선 기능저하증에서는 온몸의 대사가 저하된 상태가 되는데 성인의 갑상선기능 저하증을 점액수종, 소아의 갑상선기능 저하증을 크레틴병이라 함

□ 부갑상선
- 갑상선 뒤쪽에 2개의 쌍을 이루어 위치하는 쌀알 크기만한 내분비기관. 부갑상선호르몬은 혈중칼슘농도를 상승시키기 위해 뼈에서 칼슘이온을 유리시켜 혈액속으로 이동시키고 소변속의 칼슘농도도 상승해 요석결석도 쉽게 걸리게 됨.

□ 췌장
- 배안의 십이지장(샘창자)과 비장(지라) 사이에 있는 후복막 장기로 소화샘이며 내분비샘. 췌장의 내분비샘은 랑게르한스섬(islet of Langerhans, 이자섬)으로 인슐린, 글루카곤, 소마토스타딘을 분비
- 인슐린은 랑게르한스섬의 β-세포에서 분비하는 호르몬으로 혈중 포도당을 낮추고, 간이나 근육에서는 포도당을 글리코겐으로 전환시키고 여분의 포도당은 지방조직에 저장
- 글루카곤은 랑게르한스섬의 α-세포에서 분비하는 호르몬으로 간의 글리코겐을 포도당으로 전환하여 혈중 포도당을 상승시켜 인슐린의 길항작용
- 인슐린은 혈당치를 내리는데 인슐린이 과잉상태가 되면 저혈당이 되고 인슐린이 부족하면 혈당치가 상승. 혈당치가 상승하면 인슐린 분비량은 증가하는데 인슐린이 필요량에 미치지 못하는 상태는 당뇨병

□ 부신
- 좌우 신장의 상단에 있는 한 쌍의 내분비기관으로 피질과 수질로 나뉨
- 부신피질에서는 세 종류의 스테로이드 호르몬이, 부신수질에서는 아드레날린이 분비됨

- 부신피질에서는 광질코르티코이드(알도스테론), 당질코르티코이드(글루코코르티코이드), 안드로겐을 분비
- 광질코르티코이드(알도스테론)는 나트륨이온과 칼륨이온의 항상성을 조절하여 세뇨관에서의 나트륨 재흡수를 촉진. 전해질이나 체액의 대사를 조절
- 당질코르티코이드는 단백질이나 지질을 분해해서 당질로 전환시키는 당신생 작용을 하여 혈액내의 포도당 농도를 상승시킴. 당질코르티코이드는 염증반응에 참여하는 백혈구를 억제하여 염증반응을 정지시키고 부종이나 통증을 방지. 대표적인 당질코르티코이드는 코르티솔
- 부신피질에서 분비되는 남성호르몬인 안드로겐은 폐경기이후 여성에서 몸의 다른 조직으로 이동하여 에스트로겐으로 전환됨

- 부신수질에서는 에피네프린(아드레날린)과 노르에피네프린을 분비. 교감신경자극에 의해 부신수질에서 아드레날린을 분비. 아드레날린은 교감신경 흥분과 거의 유사한 작용을 함. 아드레날린은 생리적 반응에 필수적인 호르몬

□ 성선
- 성선(생식샘)은 성적성숙과 생식에 관여하는 호르몬분비기관으로 여성은 난소 남성은 고환. 난소에서는 에스트로겐과 프로게스테론이 고환에서는 테스토스테론이 분비됨

- 난소에서 분비되는 에스트로겐은 난자의 성숙 촉진, 자궁상피세포 증식, 월경 후 자궁내막 상피세포 재생 촉진 등 생식에 관한 여러 변화와 이차성징 촉진에 관여
- 임신유지를 위해 작용하는 프로게스테론은 황체에서 분비되며 배란이후 분비가 급증하고 배란을 억제하여 임신 중에는 배란억제
- 테스토스테론은 고환에서 분비되며, 정자생산을 조절하고 사춘기 2차성징을 발현

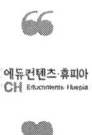

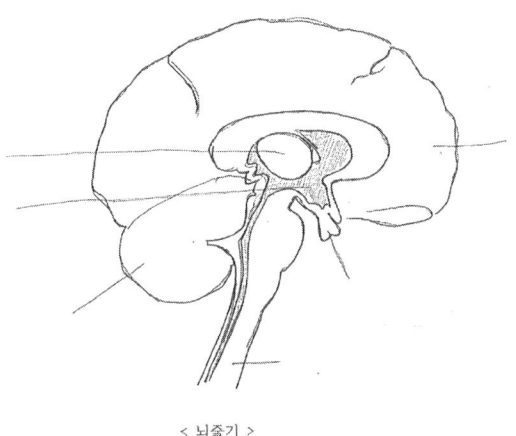

< 뇌줄기 >

시상하부

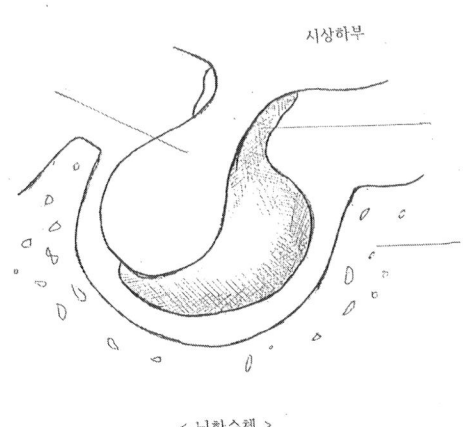

< 뇌하수체 >

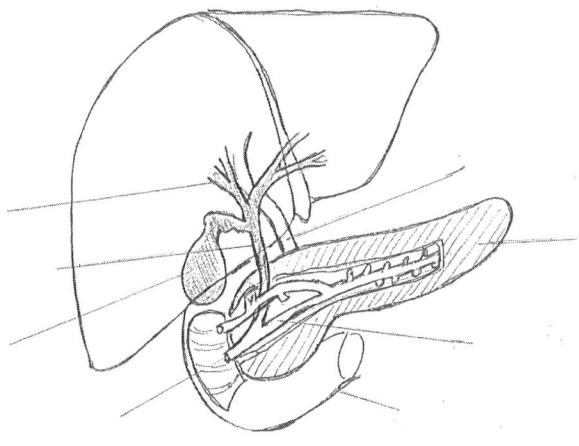

< 간, 췌장, 담낭 >

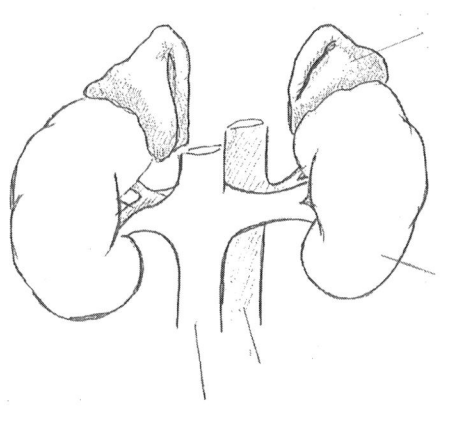

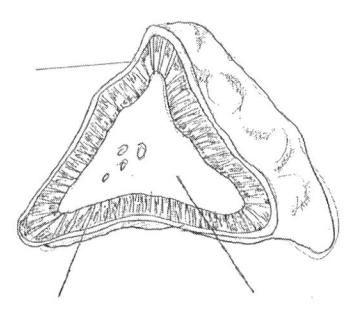

< 부신 >

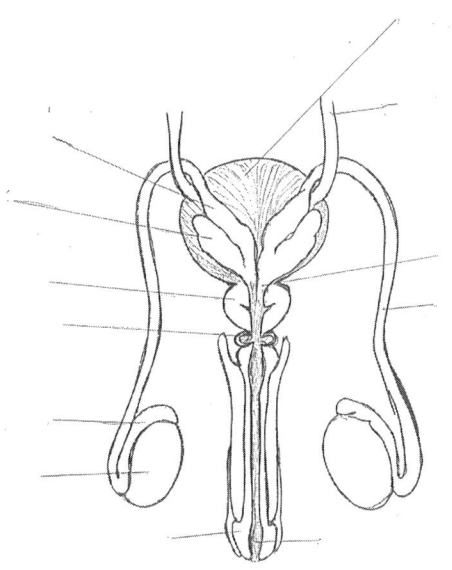

< 남성생식기와 부속샘 >

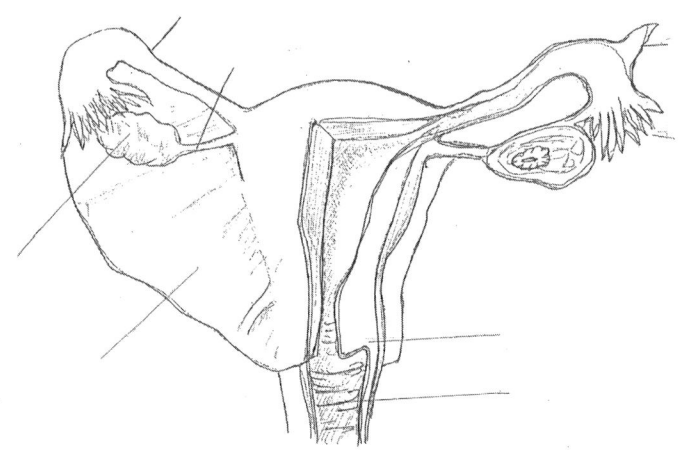

< 여성의 생식기관 >

제14장 피부계통

1. 개요
2. 피부구조
3. 피부 부속기관
※ 연습문제

1. 개요

- 인체를 둘러싸고 있는 피부계통은 피부와 그 부속기관으로 이루어져 있음
- 피부는 신체의 표면을 덮고 있는 외피로 성인의 피부무게는 체중의 약 16% 정도. 피부의 두께는 연령, 성별, 부위별로 차이가 있지만 평균 1~4mm이고 표피는 0.1~1.5mm, 표피와 진피를 포함한 두께는 2.0~2.2mm이다. 눈꺼풀이 가장 얇은 부위이고 손, 발바닥 부분이 가장 두꺼운 부위
- 피부의 표면에는 결이 있는데 이는 피부표면의 소릉과 소구의 차이에 의해 생긴 것으로 젊고 건강한 피부일수록 소릉과 소구의 차이가 적으며 섬세한 그물모양을 띠게 됨
- 피부는 외부로부터 신체를 보호하고, 온열감, 통각, 촉감을 느끼며 비타민 D를 저장하고, 땀과 피지분비를 통해 수분 및 기타물질을 배설하며 체온을 조절
- 피부는 정상적인 상태에서는 재생되고 색소형성세포가 존재해 자외선으로부터 피부를 보호
- 피부는 표피, 진피, 피하조직으로 구성되어 있고 피부부속기관으로는 털, 조갑, 한선(땀샘), 피지선(기름샘) 등이 있음

2. 피부

☐ 피부구조
- 피부는 맨 바깥층부터 표피, 진피, 피하조직으로 구성

▶ 표피
- 피부의 가장 바깥층으로 중층편평상피
- 표피에는 각질형성세포, 멜라닌세포, 랑게르한스세포, 머켈세포가 존재
- 표피에는 혈관이 분포하지 않음
- 표피의 가장 아래층의 각질형성세포는 유사분열을 하고 이 분열에 의해 형성된 세포들이 피부의 표면으로 밀려나가는 과정에서 세포의 수분이 부족해지고 세포는 각질(케라틴, keratin)로 채워져 죽게 됨. 이렇게 세포의 형태와 화학적 조성에 변화가 생기는 각질화(keratinization) 과정을 거친 세포들이 각질층을 형성하여 몸 안의 물질이 외부로 빠져나가지 못하도록 하고 외부의 유해물질이 피부로 들어오지 못하도록 방어해 주는 역할을 함
- 각질형성세포(keratinocyte)의 각질화 과정에는 약 28일이 소요되는데 각질생성주기가 빨라질 경우에는 피부가 민감해지고 늦어질 경우에는 여드름 발생, 피부노화 현상 발생
- 색소형성세포(melanocyte)는 표피의 기저층에 각질형성세포 사이에 존재하며 멜라닌을 형성하여 수지상돌기를 통해 각질형성세포에 공급. 멜라닌은 피부색을 결정하는 요소 중 하나이고 자외선을 흡수 또는 산란시켜 자외선으로부터 피부를 보호
- 랑게르한스세포(Langerhans cell, 대식세포)는 표피의 유극층에 분포하며 피부의 면역에 관여. 머켈세포(merkel cell, 상피성 촉각세포)는 신경세포와 연결되어 촉각을 감지하여 촉각세포라고도 불림

- 표피는 각질화 과정을 거치면서 각질층, 투명층, 과립층, 유극층, 기저층이라는 5개의 구조적인 층을 만듦

▷ **각질층**
표피의 가장 바깥층으로 20% 정도 수분함유
핵이 없고 각질로 가득한 죽은 세포(각질세포)로 구성된 층
20~25개 층의 죽은 세포로 구성된 층
지방으로 둘러싸인 각질은 수분통과 방지 역할
빛, 열선, 미생물, 화학물질에 대한 방어벽 역할

▷ **투명층**
2~3층의 편평한 세포로 구성
과립층과 각질층 사이의 경계, 납작해진 얇은 막 형태
엘레이딘(eleidin)이라는 반유동성 물질이 존재
주로 손, 발바닥에 존재하는 층

▷ **과립층**
과립이 형성된 방추상의 세포층으로 2~5층으로 구성
세포핵이 보여지고 세포의 각질화가 시작되는 층
외부이물질의 피부내 침투를 막아주는 방어막 역할
피부내부 수분이 증발되는 것을 막아주는 방어막 역할

▷ **유극층**
가시층. 5~10층의 가시모양 돌기가 난 다각형의 세포로 구성
아래쪽 다각형 세포가 위로 이동하며 편평한 모양으로 변화
표피 중 가장 두꺼운 층
데스모좀(desmosome)이 보이고 세포핵이 남아있는 세포도 있음
피부의 면역기능 담당하는 랑게르한스 세포 존재

▷ **기저층**
표피의 가장 깊은 층
유사분열을 하는 세포로 이루어진 층, 종자층(배아층)
기저층 세포 손상 시 표피 재생되지 않음
진피와 접하며 물결모양의 경계를 이루는 단층으로 이루어진 층
멜라닌세포가 존재

▶ **진피**
- 진피는 표피 아래층에 위치하며 피부의 90% 이상을 차지하는 실질적인 피부이며 교원섬유와 탄력섬유, 혈관과 신경이 풍부하게 분포되어 있고 두께는 약 0.3~4mm 정도
- 진피는 그 경계가 명확하지는 않지만 유두층과 망상층으로 구분

- 유두층은 표피와 진피의 경계면에서 표피쪽으로 돌출된 부위를 진피유두라 하고 이 부분을 유두층이라 함. 유두층에는 섬유아세포(fibroblast)가 있어 강한 섬유성 결합조직인 콜라겐과 엘라스틴을 합성. 유두층에는 모세혈관과 신경종말이 풍부하게 분포해 혈관이 없는 표피에 영양을 공급하고 신경자극을 전달. 일정한 배열을 지닌 진피유두가 피부표면에서 융기되어 무늬를 형성한 것이 지문(finger print)

- 망상층(그물층)은 유두층 아래 진피의 깊은 층으로 굵은 교원섬유다발(콜라겐)과 탄력섬유(엘라스틴)인 결합조직이 치밀하게 그물모양으로 배열되어 있음. 교원섬유다발은 피부표면과 평행하게 존재하고 인체 부위에 따라 각기 다른 주름을 형성하는데 이것이 피부의 분할선(랑거선, langer's line. line of cleavage)

▶ 피하조직
- 피하조직은 피부의 제일 아래쪽에 있으며 섬유성 결합조직과 다량의 지방조직으로 구성
- 피하조직은 지방의 양에 따라 두께가 달라짐. 피하의 지방은 체온조절, 충격으로부터 조직 보호, 영양분이나 에너지 저장 등의 역할

3. 피부 부속기관

□ 피지선
- 피지선(기름샘)은 진피에 위치하며 대부분의 체표에서는 모낭에 연결되어 있고 피지를 생산.
- 피지선에서 분비된 피지는 모간을 따라 이동하여 피부표면에서 피부에 윤기를 부여
- 털이 없는 곳에서는 피부표면에 직접 분비하는 독립피지선이 존재하고 손바닥과 발바닥에는 피지선이 없음. 피지분비는 내분비계통에 의해 조절됨

□ 한선
- 한선은 코일모양으로 꼬인 맹관의 분비부위와 외분비관으로 구성
- 한선은 독립된 가늘고 긴 단일관상선으로 진피 심층 또는 피하조직 내에 있는 코일모양의 선체에 연결된 도관을 지나 한선공을 통해 피부에 직접 분비
- 한선의 종류는 전신의 피부에 분포하는 소한선(샘분비땀샘)과 모근부에서 볼 수 있는 점액상의 땀을 분비하는 대한선(부분분비샘)
- 땀이 피부표면에서 증발될 때 열을 소모하므로 체온을 내려주는 역할 수행

□ 모발
- 털은 손바닥과 발바닥을 제외한 전신의 피부에 있으며 두피에 가장 많음
- 털은 피부를 중심으로 그 위치에 따른 명칭은 피부속 부위는 모근(털뿌리), 모근 아래쪽은 모구(털망울), 피부표면에 노출된 부위는 모간(털줄기)

- 모근은 모낭에 싸여 있는데 모낭은 진피의 결합조직이 일부 함몰되어 생긴 주머니. 모낭에는 피지선과 입모근(털세움근)이 부착되어 있음

- 모간은 모수질, 모피질, 모소피(각피, cuticle)의 3부분으로 구성. 모수질은 모발의 중심부로 공기주머니를 포함한 세포로 구성되어 있음. 모피질은 모발의 대부분을 차지하고 모발의 색을 결정하는 멜라닌이 분포된 부위. 모소피는 모발의 가장 바깥 부분으로 모소피의 세포들이 비늘 모양으로 납작한 섬유를 이룸

□ **조갑**
- 손톱과 발톱은 손가락과 발가락의 조상(nail bed) 표피가 각질화된 각질판으로 손가락과 발가락 끝을 보호하는 역할. 부위별로 조갑(nail body), 조근(nail root), 조상(nail bed), 조반월(lunula)이라 부름

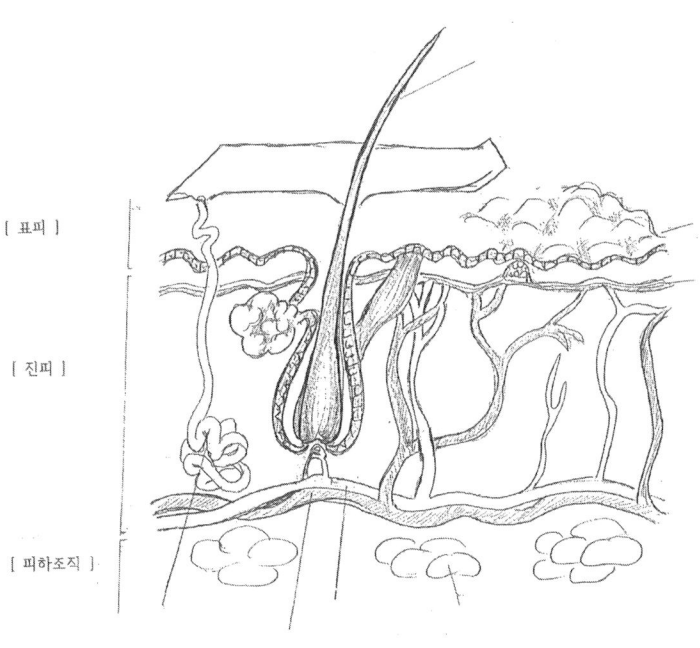

< 피부 구조 >

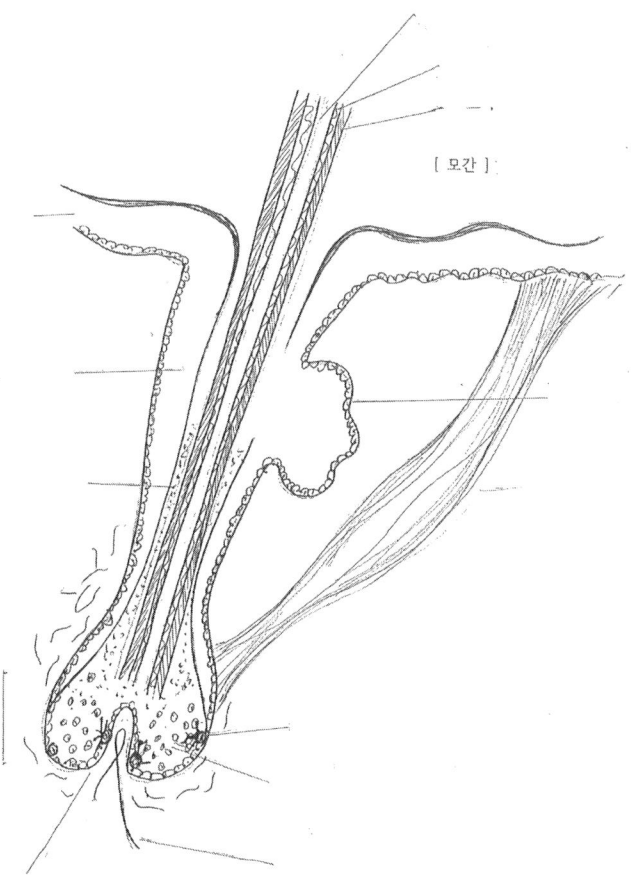

< 모발 구조 >

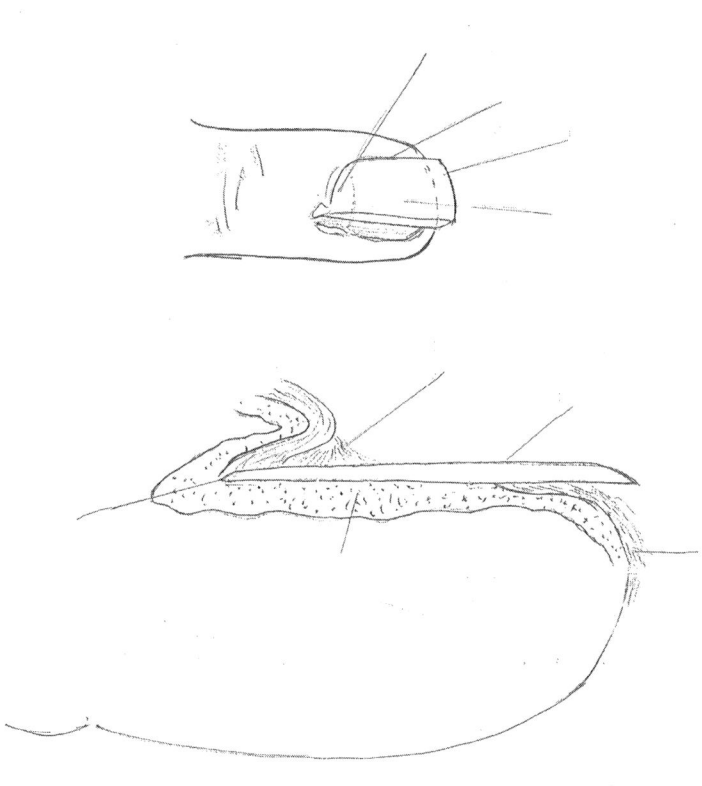

< 손·발톱 구조 >

【 참고문헌 】

* 구자영 외, 해부생리학, 도서출판 성화, 2003

* 한재희 외 역, 해부생리학입문, 범문에듀케이션, 2016

* 한국해부생리학교수협의회, 해부생리학, 현문사, 2016

* 강성례 외 역, 해부생리학, 메디시언, 2013

* 김기연 외, 미용인을 위한 인체해부생리학, 현문사, 2010

* 강태우 외, 보건인을 위한 해부생리학, 의학교육, 2020

* 다나카 에츠로, 일러스트로 배우는 생리학, 도서출판 대한의학서적, 2008

* Micheline Hernandez외, Précis D'ESTHÉTIQUE COSMÉTIQUE, MALOINE, 1992

인체해부학 워크북

2021년 2월 5일 초판 1쇄 인쇄
2021년 2월 10일 초판 1쇄 발행

저　자 | **임 유 성** 著
(경인여자대학교)

발 행 처 | 도서출판 에듀컨텐츠휴피아
발 행 인 | 李 相 烈
등록번호 | 제2017-000042호 (2002년 1월 9일 신고등록)
주　소 | 서울 광진구 자양로 28길 98, 동양빌딩
전　화 | (02) 443-6366
팩　스 | (02) 443-6376
e-mail | iknowledge@naver.com
web | http://cafe.naver.com/eduhuepia
만든사람들 | 기획·김수아 / 책임편집·이진훈 황혜영 박나영 이가은 문지현
디자인·유충현 / 영업·이순우

ISBN | 978-89-6356-301-5 (93510)
정　가 | 18,000원

ⓒ 2021, 임유성, 도서출판 에듀컨텐츠휴피아

이 책은 저작권법에 따라 보호받는 저작물이므로 무단전재와 무단복제를 금지하며, 이 책 내용의 전부 또는 일부를 이용하려면 반드시 저작권자 및 도서출판 에듀컨텐츠휴피아의 서면 동의를 받아야 합니다.

[문헌검색용QR코드]